Jason C. Gallagher / Conan MacDougall

Antibiotics Simplified

FOURTH EDITION

简明抗生素手册

第 4 版

编　著　〔美〕　杰森·C.加拉格尔

　　　　　　　　柯南·麦克道格尔

主　审　张惠娟

主　译　赵振营　刘学花

天津出版传媒集团

天津科技翻译出版有限公司

著作权合同登记号：图字：02-2018-377

图书在版编目(CIP)数据

简明抗生素手册/(美)杰森·C.加拉格尔
(Jason C. Gallagher),(美)柯南·麦克道格尔
(Conan MacDougall)编著;赵振营,刘学花主译. —
天津：天津科技翻译出版有限公司, 2023.5
书名原文：Antibiotics Simplified(4th Edition)
ISBN 978-7-5433-4336-8

Ⅰ.①简… Ⅱ.①杰… ②柯… ③赵… ④刘… Ⅲ.
①抗菌素-用药法-手册 Ⅳ.①R978.1-62

中国国家版本馆 CIP 数据核字(2023)第 048708 号

The original English language edition published by:
Jones & Bartlett Learning, LLC
5 Wall Street
Burlington, MA 01803 USA
Antibiotics Simplified(4th Edition)
edited by Jason C. Gallagher,Conan MacDougall
Copyright © 2018 by Jones & Bartlett Learning, LLC.
All rights reserved.

中文简体字版权属天津科技翻译出版有限公司。

授权单位：Jones & Bartlett Learning, LLC
出　　　版：天津科技翻译出版有限公司
出　版　人：刘子媛
地　　　址：天津市南开区白堤路 244 号
邮政编码：300192
电　　　话：(022)87894896
传　　　真：(022)87893237
网　　　址：www.tsttpc.com
印　　　刷：天津新华印务有限公司
发　　　行：全国新华书店
版本记录：787mm×1092mm　32 开本　8.5 印张　200 千字
　　　　　2023 年 5 月第 1 版　2023 年 5 月第 1 次印刷
　　　　　定价：58.00 元

(如发现印装问题,可与出版社调换)

主译简介

　　赵振营　天津市人民医院药学部副主任药师,南开大学药学博士,全科病房临床药师,比利时鲁汶大学访问学者。担任中国药学会药物流行病学专业委员会青年委员,天津市药学会青年委员,天津市药学会药物经济学专业委员会委员,天津市药品监管科学研究会理事,白求恩医学专家委员会青年委员,全国老年药学联盟委员。荣获中华医学会临床药学分会 2018 年度"优秀临床药师"称号。担任《中国医院药学杂志》通讯编委,以及《医药导报》《药物流行病学杂志》《中国药师》《药物评价研究》青年编委。

　　刘学花　天津市人民医院药学部主任医师,医学博士,天津市人民医院住院医师规范化培训全科基地主任,天津市人民医院全科医学科主任。担任中国中西医结合学会变态反应专业委员会常务委员,天津市健康教育协会全科医学分会副主任委员,天津市医师协会变态反应学专业委员会常务委员,天津中西医结合感染学会常务委员,天津市医院感染质控中心委员,天津市医师协会风湿免疫医师分会委员。

译者名单

主　审　张惠娟

主　译　赵振营　刘学花

副主译　汪　涛　杨　旭　董林毅

译　者　(按姓氏汉语拼音排序)

党大胜　中国人民解放军北部战区总医院

董林毅　天津医科大学药学院

高　靓　天津市人民医院

姜　民　南开大学药学院

蒋　媛　天津市人民医院

刘学花　天津市人民医院

史桂玲　天津市人民医院

田震学　青岛市市立医院

汪　涛　天津市中心妇产科医院

杨　旭　青岛市市立医院

姚晓敏　浙江药科职业大学

赵振营　天津市人民医院

中文版序言

近年来，抗生素的合理使用及遏制耐药的产生是世界卫生组织持续关注的热点问题，世界各国对此都很重视。在医院会诊，尤其是多学科会诊时，评估病原体、耐药性、疾病严重程度以达到抗生素规范化应用，始终是考验临床医生和临床药师的重点问题。在三级医疗机构评审中，抗生素的合理使用是医疗质量控制监测的重要指标，抗生素临床应用的考核评估也非常严格，如抗生素种类、使用率、处方比例、使用强度、手术患者预防性使用、微生物检验样本送检情况，以及耐药菌株的监测及变迁等。因此，抗生素的合理使用涉及基层全科医生，以及感染科专科医生和各相关专科医生、临床药师、护理人员、感控人员、管理人员等，这些人员均需要掌握抗生素的基本知识。

因抗生素种类繁多，同一类抗生素的抗菌谱和药物特性也不尽相同，容易使医务人员混淆。《简明抗生素手册》(第4版)介绍了药物作用机制、抗菌谱、不良反应、注意事项等内容。本书的译者团队包括经验丰富的药师、医生和科研人员,相信本书中文版的出版,可以对我国抗感染治疗用药方面做出积极贡献。

值得注意的是,抗生素的使用需要结合国内和本地区具体耐药情况而定,临床实践中应结合我国颁布的治疗指南、用药指南制订个体化治疗策略。

中国工程院院士
中国药典委员会顾问
中国医学科学院学部委员
天津药物研究院终身首席科学家

中文版前言

　　遏制细菌耐药的重要措施是规范使用抗感染药物,使用抗感染药物时应严格掌握适应证、禁忌证及联合用药的指征,根据合理、有效、安全和经济的原则选择药物。如何快速掌握各类抗感染药物的特性、抗菌谱、注意事项等内容是每个临床医生和药师的关注点。本书之所以命名为《简明抗生素手册》,是因为侧重于比较同类抗生素的抗菌谱,并将抗菌谱简单分成良好、中等、差这3种级别,方便读者记忆。同时,将临床常用抗生素的特点、关键要点和注意事项浓缩成快速参考的指南,并阐明抗感染治疗过程中药物选择的内在逻辑,让医务人员对于抗生素"为什么用,用什么,怎么用"更了然于心。本书的适用范围广,可为广大临床医生和药师,以及相关专业的医学生提供用药指导。

　　由于译者经验有限,翻译过程中可能存在欠妥之处,敬请各位专家和同行提出宝贵意见,我们会不断改进和提高。

赵振营

前　言

　　"抗生素"一词可能会让许多医学生和医务人员感到紧张或不适。抗生素实际上包含了许多不同种类的药物,其在抗菌谱、不良反应、药代动力学和药效学,以及临床用途上各不相同。这些分类可能会令人困惑和难以理解。我们相信采取符合逻辑、循序渐进的方法来学习感染性疾病的药物治疗,可有助于消除困惑,更好地使用和理解抗生素。

　　学习和掌握抗生素的特点将显著简化学习感染性疾病药物治疗的过程。医学生和临床医生有时并不知道某些抗生素的特点,却试图记住不同类型感染的首选药物,其实他们并没有真正了解相关的背景知识。一旦掌握抗生素的特点,选择合适的药物来治疗感染则容易得多。为此,前期需要一些时间积累,但当人们意识到所有抗生素治疗从根本上都遵循一定的内在逻辑时,你会明白之前的付出是非常值得的。当遇到一位患者,需要制订非常规抗感染治疗方案时,你会发现这种方法的好处。

■ 如何使用这本书

本书将药理学和药物治疗学中关于抗生素的相关知识浓缩成一本快速参考指南，可为学习药理学提供补充材料。当遇到某种抗生素时，使用本书作为参考，它会提醒你可能遗忘的某些关键点。

本书包含6个部分，第1部分介绍了微生物学的基本知识，以及如何对感染患者进行药物治疗。第2至第6部分简要介绍各类抗细菌、抗分枝杆菌、抗真菌、抗病毒和抗寄生虫药物。再次强调，本书是为了补充其他药理学书籍，各章节列出了每类抗生素的注意事项，而并非详尽的介绍。附录中包含有助于日常使用的参考资料。

■ 药物分类介绍的基本格式

每类药物章节遵循相同的基本格式。首先列出属于每一类的典型药物。

作用机制

该部分简要总结每类抗生素的作用机制。

抗菌谱

该部分介绍每类抗生素共同具有或缺乏的抗菌谱(但抗菌谱并未完全详尽列出)。

不良反应

该部分介绍每类抗生素主要的不良反应，并非详尽无遗,仅列举最常见和(或)有关的不良反应。

剂量问题

该部分介绍每类抗生素在给药过程中常见的问题或潜在的风险。

注意事项

该部分介绍每类药物的重要参数和需要关注的内容。

适应证

该部分列出了代表药物的一些最常见和(或)有效的适应证。其中某些药物的适应证可能尚未获得美国食品药品监督管理局(FDA)的批准,但通常被用于这些适应证。相反,也有许多FDA批准的抗生素可能并没有在此列出,因为有些已经过时。

要点

该部分列出了本类药物经常被忽视或特别重要的事项。

当阅读本书时,请试想抗生素对患者有效的情况,要思考为什么有效,而不是仅仅知道有效而已。真诚希望读者能在抗生素的世界和感染性疾病的学习过程中碰撞出思维火花,并体会到其中的奥秘,欢迎把收获和体会告诉我们。

致　谢

感谢帮助编辑《简明抗生素手册》4 个版本的所有人员及其家人,感谢家人们在我们撰写第 4 版期间的付出。

本书将供天普大学和加利福尼亚大学旧金山分校的药学专业学生使用,希望有助于大家的学习。

第4版新增内容

　　本书第4版覆盖并扩充了之前版本的药物种类，同时保留了成功吸引读者的"要点"。第1部分增加了一个全新的章节"抗生素耐药性"，简要介绍抗生素耐药性的复杂特点。第4版扩大了药物的覆盖面，包括进展迅速的丙型肝炎药物治疗。自第3版以来，各章节均增加了新的抗生素，同时展示了最新的临床和研究成果。

目 录

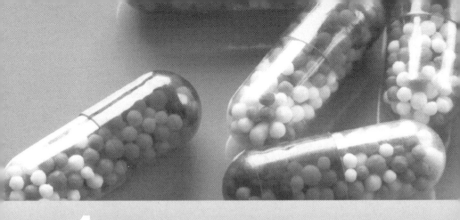

第 **1** 部分
抗生素治疗的基本介绍

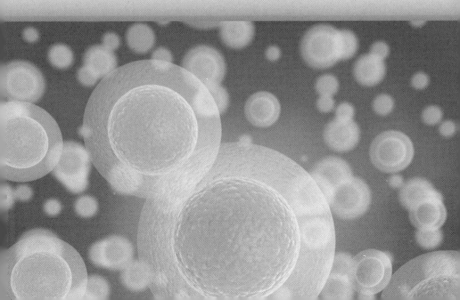

微生物学的奇妙世界 第1章

　　尽管有日用品行业的承诺，但几乎所有周遭物品的表面都覆盖着微生物。擦拭一下工作台面、皮肤或者餐桌，你就会发现一个微小世界，而这些仅仅包括了只有大约1%的可培养细菌！显然，试图对患者(和我们的工作台面)进行消毒是徒劳的，我们必须着眼于消除体内外有害微生物，并保留有益微生物，而其数量远超过我们自身的细胞量。

　　在微生物的世界，细菌在另一些方面跟人类不太一样(图1-1)，它们是原核生物，而不是真核生物，如真菌、原生动物和人类。病毒更不同于人类，它们基本上是由压缩的遗传物质加上蛋白质外壳组成(图1-2)，微生物和人类的细胞之间在解剖学、生物化学和与抗菌药亲和力的差别，使得安全有效地使用抗菌药成为可能。

　　本章我们将关注细菌的微生物学。对真菌、病毒、分枝杆菌和寄生虫特性的讨论将在后续章节中进行介绍。

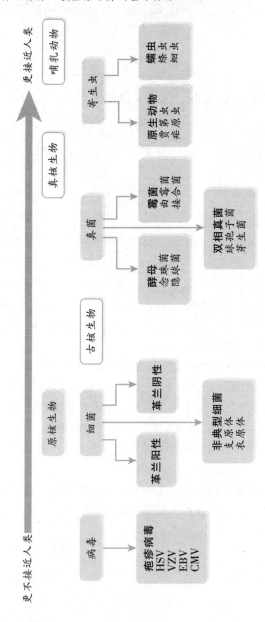

图 1-1　微生物的世界。

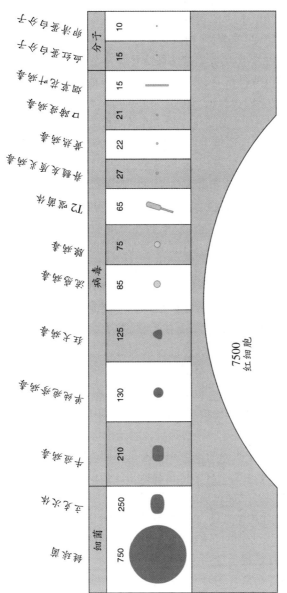

图 1-2　微生物的相对大小。

区分致病菌和定植菌是很困难的。许多细菌能够引起人类疾病，但也是正常共生的菌群，如大肠埃希菌、肺炎链球菌、金黄色葡萄球菌。因此，体内培养出这些细菌并不一定是感染。如果体内正常无菌部位取材培养出细菌，则感染的可能性大大增加，如血液或脑脊液（CSF）。非无菌部位（如痰和伤口）细菌培养提示感染应有大量微生物、炎症细胞，也包括感染相关症状（如痰培养肺炎链球菌患者有咳嗽或呼吸困难，皮肤培养生长金黄色葡萄球菌患者皮肤发红和疼痛）。

病原微生物明确鉴定和药敏试验可能需要数小时到数月，这取决于微生物种类和使用的方法。显微镜检查和染色可以快速初步鉴定。对于检测细菌来说，这些技术中最重要的是革兰染色，这种方式能够解释微生物检测的初步结果，使医务人员能够尽早为患者提供最适当的治疗方案。

各种细菌最基本的区别之一是对革兰染色的反应。革兰染色（结晶紫）是一种能选择性地染色革兰阳性菌细胞壁的物质，但很容易从革兰阴性菌中洗去。为什么呢？在革兰阳性菌中，最外层的膜是一层厚厚的肽聚糖，使细菌细胞维持一定坚韧度。相反，革兰阴性菌有一层脂多糖外膜，阻止染色物质黏附在细胞内的肽聚糖上（图1-3）。

根据形态学和初步生化检测快速鉴定革兰阳性菌有助于指导治疗。

1.形态学：临床中重要的革兰阳性菌是球菌（球状），而不是杆菌（棒状）。发现革兰阳性杆菌应从临床角度加以解释，即因为血培养采集标本时必须穿过皮肤屏障，革兰阳性杆菌通常代表皮肤常见污染物（如丙酸杆菌、棒状杆菌和芽孢杆菌）。从感染坏死伤口中检测到革兰阳性杆菌提示梭状芽孢杆菌感染，脑脊液培养中革兰阳性杆菌提示应当关注李斯特菌。

2.菌落聚类：在革兰阳性球菌中，葡萄球菌倾向于形成菌

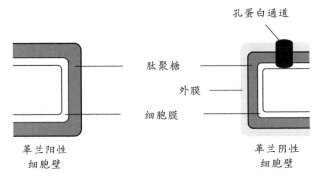

图 1-3　革兰阳性菌和革兰阴性菌的细胞壁结构。

落,而链球菌(包括肠球菌)通常以成对或链的形式出现。因此,还要结合临床,在呼吸道培养中发现链球菌提示为肺炎链球菌,而来自腹腔培养的"链球菌"则提示肠球菌。

3.琼脂培养基中的生物化学与外观:快速过氧化氢酶试验有助于区分葡萄球菌和链球菌。凝固酶试验有助于区分毒力较强(凝固酶阳性)的金黄色葡萄球菌(S.aureus)及其近亲(凝固酶阴性表皮葡萄球菌)。表皮葡萄球菌是血培养的一种常见污染物,如果一组血培养标本中只有一瓶凝固酶阴性葡萄球菌呈阳性,则可能不需要治疗。溶血形状(琼脂平板菌落周围被清除区域)有助于区分链球菌:口腔链球菌(α-溶血性肺炎链球菌和草绿色链球菌),皮肤、咽部和泌尿生殖道链球菌(A 组 β-溶血性链球菌和 β-链球菌),肠道链球菌(非溶血性肠球菌中粪肠球菌更多见,屎肠球菌更耐药)。

革兰阴性菌也含有肽聚糖,但数量较少,并且不在细胞最外层。革兰阳性和革兰阴性菌都含有细胞膜,将细胞壁与细胞质分开。

图 1-4 和图 1-5 显示如何通过形态、耐氧性和生化检测鉴别不同细菌。

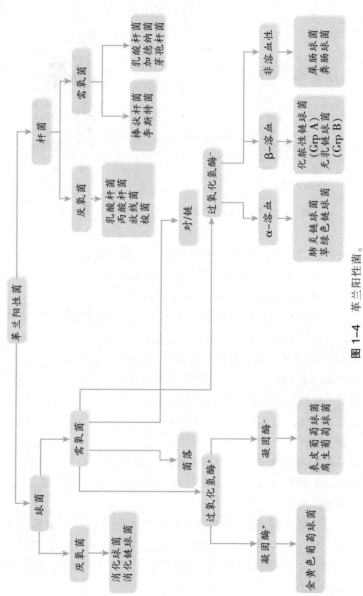

图 1-4   革兰阳性菌。

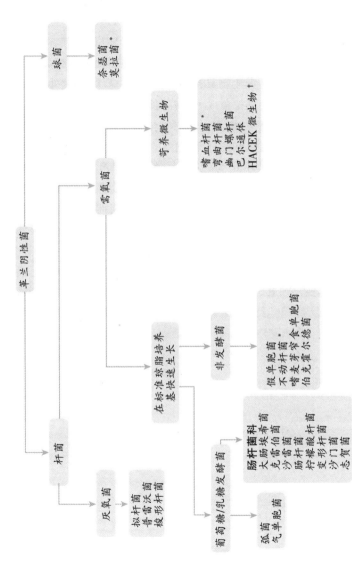

图 1-5　革兰阴性菌（*这些病原菌可能表现为球菌；†嗜血杆菌、放线杆菌、心杆菌、艾肯菌、金杆菌）。

对于革兰阴性菌,初步鉴定效果稍差,因为通常需要进一步的生化检测来区分。

1.**形态学**:在革兰阴性菌中,杆菌占主导地位。鉴定革兰阴性球菌最有用的情况是脑膜炎,这一发现强烈提示脑膜炎奈瑟菌。还要注意,一些微生物具有中间形态或"球状杆菌"外观,这可能提示嗜血杆菌、莫拉菌或不动杆菌属。

2.**葡萄糖/乳糖发酵**:肠杆菌科[包括埃希菌(也称大肠杆菌)、克雷伯菌、沙雷菌和肠杆菌属]中的病原体通常发酵葡萄糖/乳糖,基于此可能被鉴定为"肠道革兰阴性杆菌"或"乳糖发酵革兰阴性杆菌"。而假单胞菌、不动杆菌、嗜麦芽窄食单胞菌和伯克霍尔德菌是"非发酵菌";"非发酵革兰阴性杆菌"的报告提示应重新评估并在必要时扩大抗菌谱,因为这些病原体可能有较高耐药性。

3.**苛养微生物**:此类微生物对营养很挑剔,且生长缓慢,通常需要特殊培养基。因此,培养这类微生物可能需要数天到数周的时间。

感染性疾病简介

感染性疾病的药物治疗具有特殊性。大多数疾病的药物治疗是针对患者体内某些受体或蛋白靶点给药来发挥药效的，对于感染性疾病，则是针对患者体内的病原微生物给予抗生素来发挥药效的。除个别情况，一般不希望抗生素对患者产生直接影响，也不希望产生不良反应。作为感染性疾病药物疗法"三角"中的第三个要素，病原体使每位患者的每一次感染都是独特的（图2-1）。事实上，感染性疾病的药物治疗涉及致病微生物的改变和"反击"，这使许多临床医生感到困惑，但对于感染患者的治疗方法相对简单和一致。了解这些方法是掌握感染性疾病和使用抗生素相关专业知识的第一步。

注意：严格来说，"抗生素"一词仅指一部分天然产物的抗菌药。抗感染和抗微生物药物包括抗细菌、抗真菌、抗病毒和抗寄生虫药物。然而，因为抗生素是更常用的术语，故本书用其指代一般的抗微生物药物或抗菌药。

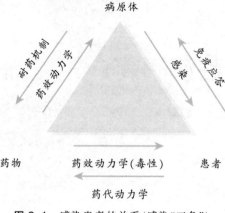

图 2-1 感染患者的关系(感染"三角")。

预防使用

抗微生物化学治疗(即用化学制剂治疗微生物)包括 3 类:预防使用、经验性治疗和目标治疗。预防使用是用于预防尚未发生的感染。预防使用应限于感染高危患者,如使用免疫抑制、癌症或手术患者。这些患者的自然防御能力减弱易受感染,而且某些类型微生物感染的可能性很高、感染后果严重,因此使用抗菌药预防感染。然而环境并非无菌,确实可能发生突破感染。理解抗菌药预防使用的关键是接受抗菌药预防的患者没有感染,但他们有感染的风险。

经验性治疗

与预防使用不同,对已经证实或疑似感染的患者进行经验性治疗,但感染微生物尚未确定。这是在门诊和住院环境中最常用的治疗类型。在临床医生根据体检、实验室检查结果,以及其他体征和症状评估感染的可能性后,他(或她)通常应采集标本用于培养和革兰染色。对于大多数类型的培养物,革兰染色可相对较快地进行。革兰染色可显示可能感染部位的详细信息,如微生物和白细胞(WBC)的存在,以及微生物的形态(如菌落中的革兰阳性球菌),如果标本量足够多,某些情况下标本本身也有提示。培养标本的过程始于革兰染色。大约 1 天后,生化检测将揭示微生物的鉴定结果,并最终检测该微生物对各种抗菌药的敏感性。

这个过程需要数天时间,因此,通常临床医生获知确切的致病微生物和敏感性之前要开始经验性治疗。经验性治疗是医生们最好的猜测,哪种或哪些抗菌药对可能的感染最有效。有时医生们是对的,有时医生们会猜错。请记住,经验性治疗不应针对自然界中每一种已知的微生物,而只是那些最有可能引起感染的微生物。换句话说,广谱抗菌药不能代替理性思考!

目标治疗

在得知培养和敏感性结果之后,可以开始目标治疗阶段。与经验性治疗不同,通过目标治疗,医生们知道哪些病原体是治疗的基础,哪些药物应该起作用。在这个阶段,谨慎选择安全、有效、窄谱、经济的抗菌药。这有助于医生们避免不必要的毒性作用、治疗失败,以及可能出现的抗菌药耐药性,并且还有助于控制成本。一般而言,从经验性治疗转向目标治疗涉及降低抗菌谱覆盖率(假设经验选择最终对于生长的微生物是正确的),因为医生不需要针对那些不会引起患者感染的病原体。事实上,给予过度广谱抗菌药可导致出现二重感染,即由治疗期间发生的对所使用的抗菌药耐药的微生物所引起的感染。

临床医生治疗感染患者时应始终努力过渡到目标治疗。虽然看上去容易,但实际并非如此。如果患者在第一种抗菌药的治疗后有所改善,临床医生可能不愿意转向更窄谱的治疗。此外,一些感染可能会在获得培养结果前通过经验性治疗解决,就像非复杂性尿路感染(UTI)一样。在另一些情况下,尽管有强烈迹象表明患者存在感染(如临床症状、发热、WBC 计数增加),但可能无法获得培养标本或培养结果可能是阴性的。门诊临床医生经常跳过标本采集步骤而开始经验性治疗,并等待结果。这可能是由于时间压力或感知成本,以及有些病原体不易培养。在大多数情况下,临床医生必须要考虑过渡到目标治疗的必要性。过度广谱治疗产生的后果可能会使下一次感染更难以治疗。过度经验性地使用抗生素是产生抗菌药耐药危机的重要原因。请记住治疗感染性疾病的一般方法,见图 2-2。

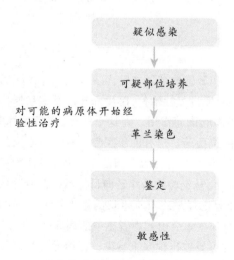

图 2-2　感染性疾病的一般治疗方法。

治疗示例

以下是每种治疗方案的举例:

预防使用

• 甲氧苄啶/磺胺甲噁唑(TMP/SMX)预防肝移植术后使用环孢素和泼尼松患者的肺孢子菌肺炎。

• 阿奇霉素可预防 CD4 计数低的人类免疫缺陷病毒(HIV)感染者的胞内分枝杆菌(MAI 或 MAC)。

• 手术前给予头孢唑林,以防止手术部位的皮肤葡萄球菌感染。

经验性治疗

• 左氧氟沙星初始治疗社区获得性肺炎。

• 头孢曲松治疗疑似肾盂肾炎。

• 伏立康唑初始治疗中性粒细胞减少的骨髓移植患者呼吸急促和 X 线片提示的肺曲霉病。

• 万古霉素、妥布霉素和美罗培南治疗重症监护室可能患有医院获得性肺炎的患者。

目标治疗

• 粪肠球菌引起的伤口感染患者从哌拉西林/他唑巴坦过渡到氨苄西林,这种细菌对上述两种药物都敏感。

• 对于由肺炎克雷伯菌引起的尿路感染患者,其对头孢曲松耐药,但对环丙沙星敏感,故应停用头孢曲松,并开始使用环丙沙星。

• 对于血液中分离出念珠菌且被鉴定为白念珠菌(通常对

氟康唑敏感)时,当患者病情有所改善后应停用卡泊芬净,并开始使用氟康唑治疗。

- 对于患有医院获得性肺炎的患者,其深呼吸道标本仅培养出对利奈唑胺敏感的耐甲氧西林金黄色葡萄球菌(MRSA),将万古霉素、环丙沙星和亚胺培南/西司他丁改为利奈唑胺单药治疗。

案例分析

以下是采用上述方法治疗感染患者的例子:

TR 是一名 63 岁的男性,有糖尿病、高血压和冠状动脉疾病史,他来到医院时主诉脚部伤口疼痛、发红和肿胀。仔细检查发现他患有糖尿病足溃疡,被收入医院(第 1 天)。外科医生当晚进行外科清创术,并在手术过程中将伤口分泌物及血液送培养。另一名临床医生开始用万古霉素和厄他培南进行经验性治疗。

在第 2 天,医生得到了伤口标本的革兰染色结果。有许多白细胞出现在革兰阳性球菌的菌落中,但没有革兰阴性杆菌(GNR),因此,临床医生停止使用厄他培南。血培养没有培养出任何微生物。

随后(第 3 天),伤口标本培养结果显示有许多金黄色葡萄球菌。因为万古霉素通常对该微生物有效,所以继续使用。

在第 4 天,伤口标本药敏结果显示金黄色葡萄球菌对甲氧西林、苯唑西林、头孢唑林、克林霉素、TMP/SMX 和万古霉素敏感;对青霉素、氨苄西林(氨苄青霉素)、四环素和左氧氟沙星耐药。由于 TR 伤口的分离株是甲氧西林敏感的金黄色葡萄球菌(MSSA),临床医生停用万古霉素并开始使用苯唑西林进行目标治疗。

请注意,在 TR 的案例中,我们开始使用万古霉素和厄他培南的广谱方案进行经验性治疗，以覆盖革兰阳性和革兰阴性需氧菌和厌氧菌，这些是可能引起糖尿病足感染的细菌，但随着革兰染色和培养数据逐渐缩小了治疗范围。最终，我们能够选择由微生物学检测结果得到的高效、窄谱、廉价且安全的最终治疗选择。万古霉素和厄他培南对 TR 的金黄色葡萄球菌都具有活性，但两者在抗菌谱上都比苯唑西林更广泛，并且是不太理想的治疗选择。注意，厄他培南对这种分离株的活性是从敏感性模式推测的，即使没有进行直接测试。

关于快速诊断的注意事项

新的微生物鉴定方法正在逐渐进入临床实践。不依赖于传统培养的新技术及固有延迟的技术已经普遍用于检测和量化病毒，如聚合酶链式反应（PCR）。这些技术和其他技术也被用于鉴定其他病原体，如念珠菌菌株（以确定可能的氟康唑敏感性），艰难梭菌，甚至 MRSA。当它们应用于临床微生物实验室时，目前金标准的微生物培养和药敏试验导致的治疗延迟有望消失。

抗生素药代动力学 第 **3** 章

"抗生素药代动力学"这一术语指的是抗生素进入人体的方式(以及到何种程度)、进入"体内"何处,以及如何排出体外。这 3 个药代动力学阶段通常被描述为吸收、分布和代谢/排泄(有时缩写为"ADME")。抗生素的药代动力学是临床中药物有效性的关键;如果给予患者一种对所患感染疾病病原体有强大的杀伤疗效,但在感染部位无法达到有效浓度的药物时,患者是无法获益的。你可以思考一下,这对于大多数类型的人类疾病来说都是一个问题,但在感染性疾病方面,它与临床关系密切。你不必怀疑苯妥英是否会分布到中枢神经系统(CNS)——确实如此,否则苯妥英对癫痫发作毫无价值。然而,必须要知道,治疗脑膜炎时,头孢曲松在脑部分布良好,而头孢唑林则不然。图 3–1 显示了浓度–时间曲线上的 ADME 阶段,即药物在纵轴上的浓度和在横轴上给药后的时间。该图还显示了关键药代动力学参数,即峰浓度、谷浓度和浓度–时间曲线下面积(AUC)。

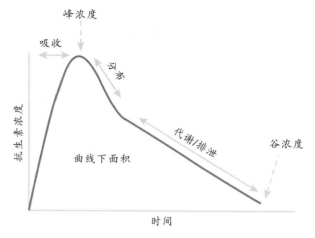

图 3-1 药代动力学的阶段及参数。

吸收

尽管术语"吸收"可以应用于任何给药途径(例如,肌内注射或吸入给药),但通常是指口服给药的药物进入血液中的过程。相对于相同药物的静脉制剂,药物(如口服药物)进入血液的百分比被称为生物利用度。

口服剂型的抗生素的生物利用度差别很大。对于某些抗生素,其生物利用度可达到或接近 100%;口服或静脉注射的相同剂量将达到相似的水平。值得思考的是,一些抗生素具有非常好的生物利用度,但它们的口服剂量远低于静脉内剂量。这通常是因为高剂量口服会导致明显的胃肠道反应。表 3-1 将抗生素进行了分类,包括高口服生物利用度且静脉注射和口服剂量近似、具有良好口服生物利用度但口服低于静脉注射剂量、低口服生物利用度。一些口服抗生素的生物利用度几乎为零,可利用其优

表 3-1 不同口服抗生素的吸收情况实例

药物	生物利用度	典型静脉剂量	典型口服剂量
高生物利用度的药物，静脉和口服剂量近似			
甲硝唑	95%~100%	500mg IV q8h	500mg PO q8h
左氧氟沙星	95%~100%	500~750mg IV q24h	500~750mg PO qd
利奈唑胺	95%~100%	600mg IV q8h	600mg PO q12h
伏立康唑	95%~100%	200~400mg IV qd	200~400mg PO qd
多西环素	95%~100%	100mg IV q12h	100mg PO q12h
环丙沙星	约 80%	400mg IV q12h	500mg PO q12h
高生物利用度的药物，但静脉和口服剂量不同			
氨基青霉素	约 90%	阿莫西林:1~2g IV q4~6h	阿莫西林:500mg 至 1g PO tid
第一代头孢菌素类	约 90%	头孢唑林:1~2g IV q8h	头孢氨苄:500mg PO qid
低生物利用度的药物，静脉和口服剂量不同			
头孢呋辛	约 40%	750mg IV q8h	500mg PO bid
阿昔洛韦	约 25%	5mg/kg IV q8h	400mg PO tid

注:IV,静脉注射;PO,口服;tid,每天 3 次;qid,每天 4 次;bid,每天 2 次;qd,每天 1 次。

势清除胃肠道中的病原体，这些药物在胃肠道中的浓度将远高于静脉注射时的浓度。

重要的是,要考虑可能影响抗生素生物利用度的因素。可以显著影响吸收的 3 个因素是食物、胃酸和螯合剂。与食物同服时，一些抗生素可以很更好地被吸收，而一些抗生素则不被吸收，而对于大多数抗生素，食物的存在与否影响极小。

小部分抗生素高度依赖胃酸，以便充分吸收;当患者开始使用这些药物时,要避免同时使用升高胃 pH 值的药物(如抗酸剂、质子泵抑制剂、组胺–2 受体拮抗剂)。最后,两种关键类别的抗生素,即四环素和氟喹诺酮,可以与共同给药时肠道中存在的矿物质结合,如钙、铁、铝和锌。与矿物质或一些维生素补充剂一起服用,可以使这些药物的吸收大大减少。表 3–2 列举了需要考虑这些因素的抗生素实例。

分布

　　药物被吸收或进入血液后,会进入各种组织(如骨骼、脑脊液、肺),这一过程被称作分布。这些组织中的药物浓度可以类似于、低于或高于血液中抗生素的浓度。结果是药物在特定组织中的效果可能比基于其在血液中浓度所预期的效果更高或更低。例如,脑脊液中抗生素的浓度通常远低于其血药浓度,这限制了许多抗生素治疗脑膜炎的有效性。另一方面,大环内酯类抗生素在肺部感染方面的治疗效果比根据其血药浓度所预期的更有效,因为药物主要作用于肺脏巨噬细胞内。有一些例外,如脑脊液,很难获得样本来确定抗生素浓度,并且在技术上难以测量骨骼等组织中的药物浓度。因此,药物分布的数据通常是从动物模

表 3–2　其他因素对抗生素吸收有明显影响的实例

食物促进吸收	吸收受食物影响	吸收受升高胃 pH 值的药物影响	吸收受矿物质影响
泊沙康唑混悬剂	伏立康唑	伊曲康唑	氟喹诺酮类
伊曲康唑胶囊剂	伊曲康唑溶液剂	泊沙康唑混悬剂	四环素类
阿扎那伦	利福平	阿扎那伦	
达芦那韦	异烟肼	利匹韦林	
利匹韦林	吡嗪酰胺		

型中推测出来的,而并不能完全代表人类的数据。

抗生素在组织中的分布,在很大程度上取决于药物的物理、化学性质(如亲脂性、电荷、分子大小等)。分布的一个关键决定因素是抗生素与血液中蛋白质结合的程度, 最重要的是白蛋白(你可能听说过用"结合率"或"未结合率"来描述结合的程度)。与蛋白质结合的药物不能跨膜扩散到不同的组织中;因此,高度蛋白质结合的抗生素不太可能在某些组织(如 CNS)中达到有效浓度。重要的是要认识到抗生素进入组织中的百分比并不是有效性的唯一决定因素。例如,头孢曲松是一种蛋白质结合率非常高的药物,5%(或更少)的药物进入脑膜炎患者的 CNS。然而,对于成人,可以安全地给予大剂量(成人每天 2 次,每次 2g)头孢曲松,导致高血药浓度(峰浓度约 200mg/L)。此外,引起脑膜炎的微生物对头孢曲松的最低抑菌浓度(MIC)通常非常低(1mg/L 或更低);因此,可以获得远远超过微生物 MIC 的浓度(200mg/L×5%=10mg/L)。此外,许多组织中的浓度-时间曲线与血液中的浓度-时间曲线不同——更像是连绵起伏的丘陵而不是山峰和山谷。

患者个体情况也可能显著影响药物分布。为了使药物能分布到组织,该组织必须有足够的血液灌注。减少局部(如外周血管疾病)或全身(脓毒性休克)组织血流量的情况下,可以降低感染部位的抗生素浓度。严重感染患者的组织部位可能会出现脓肿、失活或坏死,抗生素分布到这些缺少血供的感染部位可能会严重减少。这些患者发生了治疗失败和产生耐药性,并提示在抗感染治疗中,适当的外科治疗联合抗生素治疗的重要性。鉴于全球肥胖问题日益严重, 另一个重要的考虑因素是药物分布到脂肪组织的程度。根据药物的特性,可能出现病态肥胖的患者剂量不足(如果药物广泛分布到脂肪组织中并且使用标准体重剂量)或药物过量(如果因肥胖而使用更高剂量,但是药物不能很好地分布到过量的脂肪组织中)。因此,你可能会看到基于总体重或实际体重、理想体重(无多余脂肪组织的患者体重的估计值)或校正体重(理想体重与总体重之间的值)的抗生素剂量建议。这是一个相对并未充分研究的领域。

最后，一定要注意，除了少数情况，微生物敏感性测试并未考虑分布，而是基于可获得的血药浓度。例如，微生物实验室可能会判定一株 MIC 为 4mg/L 的微生物对一种在血液中能达到 8mg/L 浓度的药物敏感，但该药物在脑脊液中可能只达到 1mg/L 的浓度。因此，该药物可能对由该微生物引起的血流感染起作用，但对于脑脊液药物浓度很重要的脑膜炎治疗无效。因此，分布是选择抗生素时的一个关键考虑因素。

代谢/排泄

许多抗生素通过尿液或粪便从体内排出，其形式与给药时相同。事实上，当初在发现青霉素之后不久，临床供应不足，医生曾经收集接受青霉素治疗的患者的尿液并重结晶，以供其他患者使用! 当药物以原型排泄时，它可以在被消除的部位达到非常高的浓度，这使得其对这些系统中的感染可能比基于血液浓度预期的更有效。例如，呋喃妥因在血液和组织中达到的浓度通常不足以抑制细菌生长。然而，它通过肾脏从血液中清除并积聚在膀胱中直至最终排泄。膀胱中达到的浓度比血液中的浓度高出许多倍，这使得呋喃妥因成为治疗膀胱炎的有效药物。

当机体无法代谢药物时，要重点考虑，如果该药物对排泄器官有损害，则应适当减少给药剂量。抗生素中最常见的例子是通常在肾功能不全患者中需要减少 β-内酰胺类药物的剂量，以避免药物蓄积中毒。医生也需要保持警惕，如果患者的肾功能得以改善，应相应增加剂量，否则可能会导致治疗失败。

有些药物可能在排泄之前被机体充分代谢。这些经历充分代谢的抗生素被认为是药物代谢酶的底物。它们可能会发生临床上重要的药物相互作用，因为其他药物可能会干扰这些药物的代谢酶。

此外，某些抗生素可能通过抑制（导致其他药物的代谢减少）或诱导（导致其他药物的代谢增加）这些酶来影响其他药物的代谢。表 3-3 列出了最可能在代谢方面具有临床显著意义的药物相互作用的抗生素。根据药物性质（底物、抑制剂和诱导剂）进行分类（并注意药物可能属于多种类别）。请注意，有一些抗生素在具有显著药物相互作用的抗生素中占有很大比重：大环内酯类、唑类抗真菌药、抗分枝杆菌药和抗反转录病毒药物。这些药物可能发生复杂的药物相互作用，例如，抗反转录病毒药物依曲韦林同时是药物代谢酶的底物、抑制剂和诱导剂！

表 3-3　具有显著的代谢性药物相互作用的抗生素

药物	酶抑制剂	酶诱导剂
红霉素	复方磺胺甲噁唑	利福平
克拉霉素	甲硝唑	利福布汀
泰利霉素	氟康唑	依法韦仑
阿扎那韦	伏立康唑	奈韦拉平
达芦那韦	伊曲康唑	依曲韦林
依法韦仑	泊沙康唑	
埃替拉韦	红霉素	
马拉维罗克	克拉霉素	
利匹韦林	泰利霉素	
	利托那韦	
	可比司他	
	依曲韦林	

抗生素药效动力学

第 **4** 章

"抗生素药效动力学"这一术语指的是抗生素与其靶微生物相互作用以发挥其疗效的方式:抗生素会杀死微生物还是仅仅抑制其生长? 一次性给予高剂量抗生素还是低浓度长时间给药疗效更佳? 临床医生越来越认识到这些因素对于最大限度地提高治疗成功率至关重要,特别是对于难以治疗的感染和免疫功能低下的患者。

敏感性检测

通常,基于微生物-抗生素组合的最低抑菌浓度(MIC)判断特定微生物对抗生素的敏感性。经典方法是微生物学实验室通过将患者生物标本浓度逐步递增的抗生素相结合来确定 MIC。过去这个检测是在试管中完成的(图 4-1),但现在一般通过微量稀释板或自动化系统检测。将混合物温育培养约 1 天时间,并且实验室技术人员通过肉眼或计算机检查试管或培养板,若出现混浊现象,表明有微生物生长。无可见生长的混合物对应的抗生素最低浓度是 MIC。每对微生物-抗生素都有一个特定的临界MIC 来定义敏感性。这个特定的 MIC 值被称为"折点"。表 4-1 列举了药物对不同微生物/病原体,甚至不同感染部位的折点的区

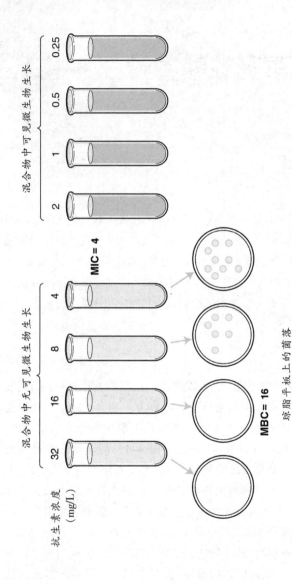

图 4-1 抗生素的药敏试验。MIC，最低抑菌浓度；MBC，最低杀菌浓度。

别。请注意,抗生素对病原体的 MIC 最低并不意味着它是最佳选择,不同的抗生素在体内不同部位可达到不同的浓度。因此,在选择针对某一微生物的治疗药物时,通常不会对不同药物的 MIC 进行比较。

临床医生常错误理解 MIC 值,他们试图为患者选择最佳治疗方案,但可能无意间忽略药物之间的药代动力学和药效动力学差异。例如,表 4-1 中,我们注意到左氧氟沙星对大肠杆菌的敏感性折点为 2mg/L,氨苄西林为 8mg/L。但是,如果患者血液中的大肠杆菌分离株对左氧氟沙星的 MIC 为 1mg/L,而氨苄西林的 MIC 为 2mg/L,这并不意味着左氧氟沙星是该患者的最佳选

表 4-1 抗生素敏感性折点

抗生素	敏感(折点)	剂量依赖敏感	中介	耐药
大肠杆菌				
氨苄西林	≤8mg/L	–	16mg/L	≥32mg/L
头孢吡肟	≤2mg/L	4~8mg/L	–	≥16mg/L
左氧氟沙星	≤2mg/L	–	4mg/L	≥8mg/L
甲氧苄啶/磺胺甲噁唑	≤2/38mg/L	–		≥4/76mg/L
肺炎链球菌				
氨苄西林	–	–	–	–
头孢吡肟				
(脑膜炎)	≤0.5mg/L	–	1mg/L	≥2mg/L
(非脑膜炎)	≤1mg/L	–	2mg/L	≥4mg/L
左氧氟沙星	≤2mg/L	–	4mg/L	≥8mg/L
甲氧苄啶/磺胺甲噁唑	≤0.5/9.5mg/L	–	1~2/19~38mg/L	≥4/76mg/L

择。左氧氟沙星是一种浓度依赖性抗生素，通常每日服用 500~750mg；而氨苄西林是一种时间依赖性抗生素，通常每 4~6 小时给药 1~2g。氨苄西林在体内达到的浓度更高（因为剂量更高），意味着对氨苄西林具有更高 MIC 的微生物仍然对其敏感。换句话说，这两个数值不能直接进行比较。事实上，如果这两种抗生素的 MIC 均为 8mg/L，则微生物对左氧氟沙星耐药但对氨苄西林敏感。

注意表 4-1 中"敏感""剂量依赖敏感""中介"和"耐药"的类别。"敏感"和"耐药"容易理解，但其他术语的意思是什么呢？"中介"是一个定义不明确的范围，在某些情况下可能成功治疗。例如，当药物经肾脏消除（用于尿路感染）或给予更高剂量时，"中介"更像是敏感和耐药之间的过渡状态，而不是科学术语。"剂量依赖敏感"就像字面含义一样——微生物可能对高剂量的抗生素敏感，也可能对低剂量的抗生素耐药。这是因为许多药物会在不同剂量下使用，如低剂量头孢吡肟（如 1g/12h，静脉注射）可能足以治疗 MIC 为 2mg/L 的大肠杆菌感染，但如果 MIC 为 4mg/L，则可能需要 2g/q12h（静脉注射）。这些听起来都像是硬性规定，但确实是大多数患者在面对某种感染的细菌-药物组合时的可能情况。即使面对高 MIC，有些病例也会治疗成功；但即使是低 MIC，有些病例也可能治疗失败。

最后，要知道还有其他敏感性检测方法，包括纸片扩散法和 E-测试，但肉汤稀释方法通常被认为是金标准。

抑菌剂或杀菌剂

在最低抑菌浓度时，抗生素抑制微生物生长，但实际上可能会（也可能不会）杀死微生物。抑制微生物生长而不杀死微生物的抗生素被称为抑菌剂（如果是真菌则被称为真菌抑制剂）。如果停用抗生素，微生物可以再次开始生长。然而，抑菌抗生素通常可成功治疗感染，因为它们可使患者的免疫系统产生"追赶效应",并杀死微生物。有些抗生素是杀菌的,而它们的作用是杀死微生物而不需要免疫系统的任何帮助。

对于大多数感染,使用适当的抑菌剂与杀菌剂的结果相似;然而,对于某些感染,优选杀菌药物,包括心内膜炎、脑膜炎、中性粒细胞减少患者的感染,以及可能的骨髓炎。由于患者的解剖位置或免疫抑制有所差异,免疫系统在对抗这些感染方面可能没有那么有效。通过提取不同浓度和低浓度的肉汤标本并将肉汤涂在琼脂平板上来确定杀菌活性(图4–1)。对于计数平板上的细菌菌落,最低杀菌浓度(MBC)对应的是初始细菌接种液中99.9%减少(3-log)的浓度。当MBC/MIC比值小于4时,则认为这种抗生素是杀菌剂;而MBC/MIC比值大于4,则认为药物是抑菌剂。大多数实验室常规检测MIC,而MBC测试则比较困难,在临床实践中不常用。表4–2列出了一些药物,并指出它们是否为抑菌剂或杀菌剂;但是,应该注意的是,药物活性会随病原体、剂量和微生物的生长期而变化。

药代动力学/药效动力学关系

抗生素除了在杀死微生物还是仅抑制微生物的生长方面存在差异,其疗效随时间变化也有所不同。有研究表明,对于某些抗生素,对微生物的活性与药物浓度保持高于MIC(时间依赖性)的持续时间相关。对于其他抗生素,抗菌活性与浓度高于MIC的持续时间无关,而是与药物的峰值浓度与MIC(浓度依赖性或非时间依赖性)的比值相关。对于某些抗生素,活性的最佳预测参数是浓度–时间曲线下面积(AUC)与MIC的比值。图4–2是药代动力学/药效动力学(PK/PD)参数,表4–2列出最能预测抗生素疗效的参数。这些发现的实际意义在于确定抗生素剂量:氨基糖苷类药物现在经常以每日大剂量给药以利用其浓度依赖性的特性,而由于β-内酰胺类药物(如头孢他啶)是时间依赖性药物,一些临床医生选择将其连续或延长时间输注。由于发现了预测治疗效果参数的目标值,可以加强抗生素给药的个体化使用以达到这些目标值。

表 4-2 抗生素药效动力学参数

抗生素分类	杀菌剂或抑菌剂	预测 PK/PD 参数
青霉素类	杀菌剂	T>MIC
头孢菌素类		
碳青霉烯类		
单环 β-内酰胺类		
万古霉素	杀菌剂(慢速)	AUC/MIC
氟喹诺酮类	杀菌剂	C_{max}:MIC
氨基糖苷类		
甲硝唑		
达托霉素		
大环内酯类	抑菌剂	AUC/MIC
四环素类		
利奈唑胺		

注:T,时间;MIC,最低抑菌深度;AUC,曲线下面积。

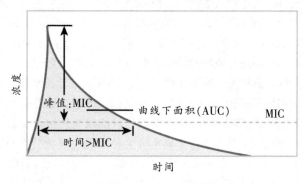

图 4-2 药代动力学/药效动力学的关系。

抗生素不良反应

抗生素无疑是科学界最有益的发现之一，但其使用的确存在风险。它们会引起过敏反应、直接的毒性，或改变正常细菌菌群，导致与其他微生物二重感染。抗生素的使用是耐药性发展的主要原因，不仅可以通过传播耐药微生物而影响接受治疗的患者，还可以影响其他患者。在使用抗生素时，务必牢记所有潜在的不良后果。

抗生素过敏

抗生素通过与人体蛋白质形成复合物，可以引起免疫反应，可能速发（如过敏反应或荨麻疹）或是迟发（如皮疹、血清病、药物热）。因为 β-内酰胺类药物的高致敏性化学结构和频繁使用，所以其是最常引起过敏反应的药物。对特定抗生素过敏的患者对于该类别其他药物产生类似反应的概率是难以确定的。有人认为 β-内酰胺类药物存在交叉反应（高度争议），但其他药物（如氟喹诺酮类药物）之间被认为基本不存在交叉反应。判定患者对某种抗生素过敏会严重影响未来的治疗选择，并可能导致选择疗效差的药物，应尽量阐明过敏反应的确切性质。

抗生素毒性

尽管抗生素的作用机制主要是影响微生物而不是人类,但是抗生素对人体也有直接的毒性作用。在某些情况下,当抗生素选择不恰当,抗菌作用可能产生毒性。例如,甲氧苄啶的血液不良反应源于其对人体叶酸代谢的抑制作用,这也是其抗菌作用机制。在其他情况下,抗生素通过非预期的生理相互作用显示出毒性,例如,万古霉素刺激组胺释放,可导致"红人综合征"。有些抗生素的毒性可能与剂量相关,特别是未根据肾功能进行剂量调整时,适当的剂量调整可以降低剂量相关毒性的风险。

二重感染

多种细菌和真菌在人体定植,这些微生物通常是共存的,并且受益于定植在体表或体内,但不会对人体造成伤害(在其合适的位置)。共生的微生物定植可能是有益的,因为其能与更多的致病性微生物竞争,甚至可能在预防其他人类疾病中起作用。当使用抗生素杀死共生菌群时,由于缺乏竞争,致病性微生物可迅速增殖,这是二重感染(即继发于另一种感染之外的感染)。例如,使用抗生素可导致胃肠道(GI)病原体艰难梭状芽孢杆菌的过度增殖,其在临床上对大多数抗生素耐药。艰难梭状芽孢杆菌可引起腹泻和危及生命的肠道炎症。同样,广谱抗生素的使用可选择性导致真菌过度生长,最常见的是酵母菌属的念珠菌。播散性念珠菌感染具有很高的死亡风险。为降低抗生素对共生菌群影响,从而降低二重感染的可能性,应仅对已证实或可能感染的患者使用抗生素,在最短的有效持续时间内使用适合感染的最窄谱的药物。

抗生素耐药性

大量的研究报道了抗生素使用和耐药性之间的关系，无论是在患者层面(如果你接受抗生素，你更有可能感染耐药菌)和社会层面(某地区或国家的医院使用的抗生素越多，其产生耐药性的概率越大)。抗生素耐药性的发展导致恶性循环，耐药性产生需要研发更广谱的抗生素，而微生物对这些新的抗菌药再次耐药，则需要更广谱的抗生素，如此循环往复。这是特别棘手的问题，因为抗生素的发展速度已明显减慢。虽然可以清楚地看到抗生素的使用和耐药性之间的关系，但其中许多细节尚不明确。为什么有些细菌会迅速产生耐药性，而其他细菌则不会产生耐药性呢？如何确定合适的治疗持续时间，以最大限度地提高疗效并尽可能降低耐药风险？

抗生素耐药性

自 20 世纪 30 年代出现磺胺类药物和发现青霉素开始,我们便进入抗生素时代,但实际上它们早在数百万年前就已存在。Alexander Fleming 只是在脚下土壤里发现了一种战争的武器。在土壤和其他地方,微生物经历生死搏斗来争夺它们所能获得的有限资源,它们的武器便是抗生素。

抗生素产生耐药性的原因

抗生素产生耐药性的基本原因很简单:使用抗生素。一些微生物先天具有表达多种类型耐药性的能力,例如,鲍曼不动杆菌或铜绿假单胞菌。有些微生物之前一直对抗生素敏感,最近才获得新的耐药性成分(如肺炎克雷伯菌)而变得高度耐药。有些微生物一直对"传统"抗生素很敏感,如化脓性链球菌和青霉素。

抗生素耐药性的来源

在任何细菌种类中,抗生素耐药都需要有一个起因。微生物通过随机突变对抗生素的靶点或其他关键部位产生耐药性。然而,更常见的是某种细菌获得了另一种细菌的基因,通过遗传物质转移,从另一种细菌获得耐药性。细菌是微小有机体,具有多样性,它们并不挑剔——它们经常交换基因,不仅在同种之间,也在不同种属之间。基因在细菌之间传播的方式有很多种,但最重要的传播方式是通过接合传递质粒。质粒是 DNA 环,可能含有多个基因,可编码各种过程(包括抗生素耐药性),并且具有高度的可转移性。由于质粒可以包含多个基因,它们可以编码多种不相关的耐药基因,例如,通过产生 β-内酰胺酶对头孢类药物耐药和通过外排泵对氟喹诺酮耐药。通过基因交换,一种多重耐药菌株诞生了。

抗生素耐药的机制

多种抗生素耐药机制容易混淆,在此简化为 4 种基本机制,如图 6-1 所示。

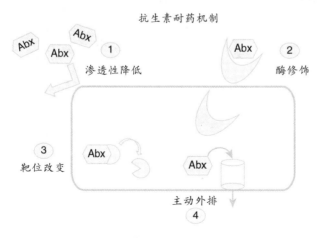

图 6-1 抗生素耐药机制。Abx,抗生素。

渗透性降低可防止抗生素穿透细菌细胞,降低抗生素细胞内浓度。由细菌产生的酶引起的酶修饰在可能到达其活性位点甚至进入细胞之前会破坏抗生素。靶位可能发生变化,导致抗生素活性位点的消除或变化,使其无法发挥作用。当细菌中的外排泵泵出抗生素,降低细胞内浓度时,就会发生主动外排。常见耐药机制主要有 4 种,见表 6-1。

在大多数临床情况下,了解特定的微生物-抗生素耐药机制不是必要的。通常会同时存在多种耐药机制,本书也一再强调,仅从药敏报告很难推断出耐药机制。

抗生素选择性压力和间接损害

抗生素的使用会产生后续影响,因为微生物是可传播的,所

表 6-1　抗生素耐药机制举例

分类	举例
渗透性降低	细胞壁改变
	孔蛋白通道的变化或丢失
	产生生物被膜
酶修饰	β-内酰胺酶(多达 1400 种)
	氨基糖苷类修饰酶
	甲基化
靶位改变	金黄色葡萄球菌 PBP 2a 表达
	肺炎链球菌 PBP 2x 表达
	核糖体修饰
主动外排	四环素外排
	氟喹诺酮外排

以抗生素是唯一一类药物——一个人使用会影响另一个人的疗效。抗生素的选择性压力是指抗生素杀灭敏感菌后留下耐药菌。如果患者感染或定植了耐药和敏感菌株,使用抗生素会杀死敏感菌株并使耐药菌株生长。当患者感染并需要治疗时,这种压力是需要权衡的,使用抗生素的方式会限制患者体内微生物的选择性压力。间接损害是指抗生素对人体目标菌以外其他微生物的影响。每一剂抗生素不仅影响引起感染的病原体,而且影响体内和体表的数十亿种细菌,而这些细菌正在完成各自的任务,防止病原体侵袭。任何抗生素都有间接损害,但可以通过使用窄谱抗生素来减弱损害,或许,最重要的是尽可能减少使用抗生素的时间。抗生素耐药性中最引人注目和最具争议性的问题是农业中使用抗生素,而其影响及其对人类微生物群的间接损害才刚开始得到重视。

ESKAPE 病原体

大多数引起人类感染的细菌都存在耐药性,但一些病原体的问题尤其严重。有不同方法总结目前人类所面临的严重的细菌耐药问题,其中最常用的是利用首字母缩略词"ESKAPE"进行描述(表 6-2)。

这些不同的微生物有共同点,即更可能出现抗生素耐药和治疗耐药株的药物选择有限。美国疾病预防与控制中心(CDC)2013 年发表了题为"2013 年美国抗生素耐药威胁"报告,详细说明了美国可能遇到的抗生素耐药危险(http://www.cdc.gov)。据估计,美国每年有 23 000 人死于耐药菌感染,而这一数字还未包括每年约 14 000 人因艰难梭菌感染死亡的情况。

表 6–2　ESKAPE病原体和其他耐药威胁

ESKAPE 病原体	屎肠球菌(Enterococcus faecium)
	金黄色葡萄球菌(Staphylococcus aureus)
	肺炎克雷伯菌(Klebsiella pneumoniae)
	鲍曼不动杆菌(Acinetobacter baumannii)
	铜绿假单胞菌(Pseudomonas aeruginosa)
	肠杆菌属(Enterobacter species)
CDC 提出的健康威胁级 微生物	艰难梭状芽孢杆菌
	耐碳青霉烯类肠杆菌科
	耐药淋病奈瑟菌

预防抗生素耐药——一个前瞻性问题

那么,我们能做些什么来预防抗生素耐药呢?可靠的数据表明,限制抗生素使用可影响耐药性,这已经在许多层面显示出来,从患者到医院再到国家,但每个层面有不同视角。患者希望病情好转,但可能不知道使用抗生素对于病毒性呼吸道感染无效。医院关注疗效和成本,诊断的不确定性导致经常经验性使用抗生素。许多临床医生担心存在潜在的感染,结果为实际无细菌感染的患者使用抗生素。只有从社会整体角度出发,才能真正看清抗生素总体使用情况及其对抗生素耐药性的影响。

治疗原则

使用抗生素的决定不是由社会做出,而是以患者为基础。我们所有人都在考虑治疗决策并兼顾抗生素耐药。以下是使用抗生素的一般指导原则。

避免使用抗生素治疗定植菌感染

相当一部分抗生素用于患者并非由于真正的病原菌感染，而是定植菌感染。常见情况是从单瓶血培养中分离表皮葡萄球菌或从导尿患者的尿培养中分离念珠菌属菌株，因此，应仔细检查患者，以确定是否真正存在感染。诊断和检查设备需要不断更新和改进。一项可以区分感冒和细菌感染的简单检查可以为社会节省数十亿美元的费用，包括减少抗生素的使用、耐药性和不良反应。

使用适合患者感染的最窄谱的抗生素

广谱抗生素的应用增加了受影响的细菌数量，增加了耐药和二重感染的概率。"更广泛"和"更新"并不是"更好"的同义词。例如，与大多数药物相比，抗菌效果好的"传统"药物青霉素能够更快地杀死敏感微生物。临床医生的治疗目标始终应该是选择确切的窄谱抗生素。

使用恰当剂量

接触低浓度抗生素的细菌比接触有效剂量的细菌更容易产生耐药性。毕竟，病菌死亡后不会突变！药效动力学的进一步研究将更容易确定每位患者合适的剂量，从而减少耐药性发展的可能性。

使用最短的有效治疗时间

遗憾的是，疗程问题是感染性疾病研究最少的领域之一。对标准治疗持续时间的监测更大程度上是基于人类的思考，而不是抗生素和细菌如何真正相互作用——持续时间通常为 5 天、7

天、10 天或 14 天，更符合我们的十进制和一周内的天数，而非任何精确的时间。新的研究表明，较短的治疗时间通常与延长治疗时间的效果相同，并且可能不易产生选择性耐药。随着研究的进展和更多因素表明，当感染得到充分治疗时，能够更准确地确定不同患者的治疗时间。许多临床医生发现"积习难改"，但他们应该记住，掌握有关治疗持续时间的新证据也很重要。

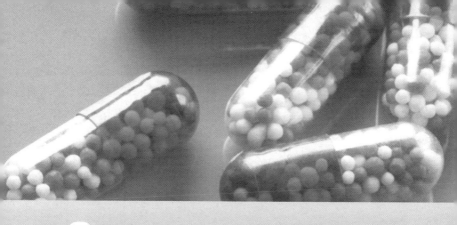

第 2 部分

抗菌药

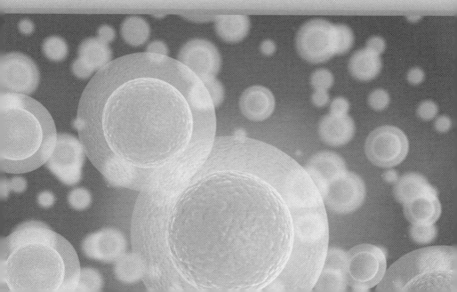

β-内酰胺类

■ β-内酰胺类药物简介

    β-内酰胺类药物是抗生素中的一个大类,包括多种类型,医学生及临床医生容易混淆。青霉素类、头孢菌素类和碳青霉烯类都属于β-内酰胺类。单环类(氨曲南)结构相似,但缺少其他β-内酰胺类所具有的两个环中的一个,而且与其他β-内酰胺之间几乎没有交叉过敏。更令人困惑的是,并非所有的β-内酰胺都以"西林"或"培南"结尾,或以"头孢"开始。

    我们认为记忆β-内酰胺类药物的最好方法是通过分类来学习每种类型药物的特点。如果你在医院工作,可能只需要关心每类中的一到两种药物,而在门诊中,你会遇到更多种药物。幸运的是,所有的β-内酰胺都有以下共同之处:

    ● 所有β-内酰胺都能引起过敏反应,包括轻度皮疹、药物热、急性间质性肾炎(AIN)、过敏反应。不同分类间存在交叉过敏,但无法准确预测其发生概率。尽管对这一问题的研究结论大相径庭,但从整体上看,不同类型β-内酰胺之间的交叉过敏概率似乎比想象中的要低。进化学认为β-内酰胺的相似侧链是发生交叉过敏的原因,并且这些过敏反应可以预测。但这个观点在临床实践中还未被广泛认可。

• 任何 β-内酰胺在超大剂量使用时均可能诱发癫痫,某些药物会引起其他神经系统不良反应。因为对于肾功能不全患者,如果不调整 β-内酰胺的给药剂量,会累积达到中毒浓度。你检查患者的肾功能了吗?

• 所有 β-内酰胺的作用机制一样——抑制转肽酶(如细菌细胞壁上的青霉素结合蛋白)。因此,联合两种 β-内酰胺类药物来治疗同一感染并没有什么益处,但是联合使用也不矛盾(青霉素结合蛋白并不区分与哪种药物结合)。只有少数药物不符合上述规律。

• 所有 β-内酰胺均对非典型病原菌不敏感,如肺炎支原体和肺炎衣原体。如果考虑这些病原菌,需要联合另一种药物,如社区获得性肺炎。

• 目前,几乎所有的 β-内酰胺类药物均无抗 MRSA 活性。如果怀疑 MRSA 感染(需要注意当地流行病学情况),需要联合万古霉素或其他药物。在已有的 β-内酰胺中,仅头孢洛林有抗 MRSA 活性,是上述规律的一个例外。

一旦了解 β-内酰胺的共性,就可以很容易地区分它们之间的差异。

青霉素类

■ 青霉素类药物简介

青霉素类药物是抗生素中最庞大、最古老的一类。自 20 世纪 30 年代天然青霉素出现以来,之后对青霉素的研发集中于应对不断增加的细菌耐药性。

某些青霉素扩大了革兰阴性菌谱,克服了天然青霉素类的局限性,它们可以根据抗菌谱进行分组。

青霉素类药物有以下几个共同点:

● 青霉素类药物的半衰期很短(<2 小时),因此必须每天多次给药。在肾功能不全的情况下,青霉素类药物在大部分患者体内的半衰期都会延长。

● 同其他 β-内酰胺类药物一样,青霉素类药物可能导致过敏反应。如果患者存在真正意义上 IgE 介导的青霉素过敏反应,应该避免使用其他的青霉素类药物,即使是不同的青霉素亚类。如果过敏反应不严重,可使用头孢菌素或碳青霉烯类药物。

● 许多青霉素类药物的吸收相对较差,包括口服制剂。当患者需要口服青霉素类药物时,可能会发生腹泻。

要注意口服和静脉注射青霉素的剂量。通常,从静脉注射转换到口服治疗,意味着体内活性药物量会显著减少。

许多青霉素类药物是在天然青霉素上市之后研发的。在 β-内酰胺酶抑制剂研制之前,青霉素类药物研究主要集中在提高对葡萄球菌(MSSA)或革兰阴性菌(GNR)的抗菌活性(图 7-1)。

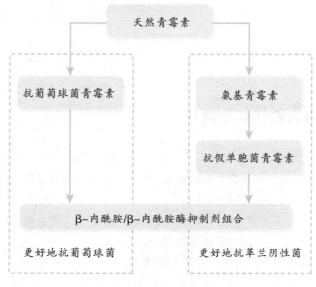

图 7-1 青霉素类抗生素的发展。

天然青霉素类

药物:青霉素 G、青霉素 V

众所周知,1929 年 Alexander Fleming 发现了青霉素。数年后,医药用途的青霉素批量生产,其对社会产生重要影响,特别是在治疗伤口感染方面。青霉素的重要性在第二次世界大战中更为突出。然而,很快葡萄球菌就通过产生青霉素酶而对青霉素耐药(β−内酰胺酶抑制青霉素的抗菌活性),于是人们开始寻找新的β−内酰胺,所以现在出现了许多不同类型的药物。在过去 60 年里,细菌耐药的发展显著缩小了天然青霉素的抗菌谱,例如,葡萄球菌普遍对青霉素耐药。偶尔我们也能看到金黄色葡萄球菌的分离株不产生青霉素酶,并且对青霉素敏感。

作用机制

所有的 β−内酰胺均能抑制细菌细胞壁中肽聚糖的交联,从而导致细菌溶解和死亡。

抗菌谱

良好:梅毒螺旋体和大部分链球菌(包括肺炎链球菌)。
中等:肠球菌。
差:除上述菌以外。

不良反应

其不良反应与其他 β-内酰胺相似。

■ 注意事项

天然青霉素的半衰期很短,必须频繁给药或连续输注。长效制剂(普鲁卡因青霉素或苄星青霉素)可肌内注射。熟悉不同制剂之间的差异非常重要,因为剂量有很大差别。要记住,不得静脉注射普鲁卡因青霉素或苄星青霉素制剂,有致命风险。

青霉素 V 是青霉素 G 的口服制剂。青霉素在大多数用途上已被其他药物取代,但少数情况下仍可选用。

青霉素 G 仍然是治疗梅毒的首选药物。

由于耐药的存在,青霉素对于大多数感染的经验性治疗都不是首选。由于广泛耐药而导致青霉素的使用发生变化,但并非所有教材和参考文献都进行了更新。

2008 年美国临床和实验室标准协会(CLSI)重新定义了肺炎链球菌对静脉注射青霉素的折点,对青霉素相对耐药的肺炎链球菌的比例有所降低。但需要注意两点:

(1)只适用于静脉注射青霉素;

(2)不适用于中枢神经系统感染,旧折点对中枢神经系统的感染仍然有效。折点可有效预测治疗能否成功,是一个实用的提示,但折点并不是一成不变的。

适应证

　　青霉素适用于治疗梅毒,特别是神经梅毒。青霉素短缺时,医院通常会储备一些用于治疗梅毒。青霉素也适用于敏感的链球菌感染,如咽炎或心内膜炎。

要点

　　此外,对大部分可以用青霉素治疗的细菌,可以使用更方便的窄谱 β-内酰胺制剂。

抗葡萄球菌青霉素类

药物:萘夫西林、双氯西林、甲氧西林、氯唑西林

葡萄球菌对青霉素产生耐药的时间并不长,在青霉素广泛使用的数年内,葡萄球菌菌株就开始产生 β-内酰胺酶,表现为青霉素对这些感染治疗无效。人们对青霉素的基本结构进行修饰,来抵抗这些破坏性的酶,由此产生了抗葡萄球菌的青霉素。这种修饰使得该类药物对产生青霉素酶的葡萄球菌具有抗菌活性,但天然青霉素的抗革兰阴性活性没有增加。

作用机制

所有的 β-内酰胺均能抑制细菌细胞壁中肽聚糖的交联,从而导致细菌溶解和死亡。

抗菌谱

良好:MSSA 和链球菌。

差:革兰阴性菌、肠球菌、厌氧菌和 MRSA。

不良反应

其不良反应与其他 β–内酰胺相似,急性间质性肾炎(AIN)的发病率可能更高。

■ 注意事项

- 抗葡萄球菌青霉素的半衰期都很短,必须每日多次给药,因此可能会引起静脉炎。你的患者有静脉炎吗?可以使用第一代头孢菌素作为替代药物。通常,第一代头孢菌素使用更方便,耐受性更好,对大多数患者来说是一个很好的选择。
- 大多数的抗葡萄球菌青霉素经肝脏排泄,因此在肾功能不全时不需要调整剂量。
- 这些药物在治疗中可互换使用。因此,对甲氧西林(已不再使用)敏感的金黄色葡萄球菌也对苯唑西林、萘夫西林等敏感。也就是说,MSSA=OSSA=NSSA,以此类推。实际上,在"标准测试"中通常使用苯唑西林或头孢西丁进行检测。

适应证

抗葡萄球菌青霉素适用于 MSSA 所致感染,如心内膜炎、皮肤和软组织感染。

要点

β–内酰胺杀灭葡萄球菌的速度比万古霉素更快, 所以 MSSA 感染的患者,如果不存在严重的 β–内酰胺过敏,则应更换为 β–内酰胺,如抗葡萄球菌青霉素或第一代头孢菌素。这是在严重感染中的一种重要区别。

氨基青霉素类

药物：阿莫西林、氨苄西林

抗葡萄球菌青霉素虽然改善了天然青霉素对于革兰阳性菌的覆盖，但未增加对革兰阴性菌的覆盖。氨基青霉素的水溶性更好，也更容易通过某些革兰阴性菌细胞壁上的孔蛋白通道。但是，由于其对β–内酰胺酶敏感，因此在世界上的许多地区普遍存在耐药问题。氨基青霉素几乎不抗葡萄球菌，因为葡萄球菌通常产生青霉素酶。这些药物也不抗铜绿假单胞菌。

作用机制

所有的β–内酰胺均能抑制细菌细胞壁中肽聚糖的交联，从而导致细菌溶解和死亡。

抗菌谱

良好：链球菌、肠球菌。

中等:肠道革兰阴性菌、嗜血杆菌。

差:葡萄球菌、厌氧菌、假单胞菌。

不良反应

其不良反应与其他 β–内酰胺相似。当患者口服氨基青霉素时,腹泻发生率更高。

■ 注意事项

• 虽然氨苄西林可以口服,但阿莫西林仍是首选。阿莫西林的生物利用度更高、耐受性更好、给药次数更少。建议静脉注射氨苄西林,口服阿莫西林。在欧洲,也会静脉注射阿莫西林。

• 肠球菌对氨苄西林敏感,粪肠球菌通常也敏感,但屎肠球菌通常耐药。

• 这些药物通常为治疗妊娠期女性尿路感染(UTI)的可选药物,因为它们为妊娠分级 B 类,并经肾脏排泄。但是大肠杆菌对其高度耐药,需要做药敏试验。应对存在 UTI 的妊娠期女性进行细菌培养的随访,因为妊娠期无症状菌尿也很危险。

适应证

其适用于治疗由敏感的革兰阴性菌、肠球菌和链球菌所致的感染。由于革兰阴性菌对其普遍耐药,氨基青霉素仅用于少数复杂的院内感染。阿莫西林常用于治疗上呼吸道感染,包括链球菌咽炎(链球菌喉炎)和中耳炎(耳部感染)。

要点

为了能够抗肠球菌,氨苄西林(或任何其他 β-内酰胺)必须与氨基糖苷类药物联合使用。对于严重的感染,如心内膜炎,应该联合用药。

抗假单胞菌青霉素类

药物：哌拉西林、替卡西林

目前为止，还没有一种青霉素对铜绿假单胞菌具有明显的活性，铜绿假单胞菌是一种院内常见的病原菌，通常对多种抗菌药耐药。现在介绍抗铜绿假单胞菌青霉素。这些药物对铜绿假单胞菌和其他耐药的革兰阴性菌有活性。然而，其与青霉素和氨苄西林一样，容易受 β-内酰胺酶的影响，所以它们不抗葡萄球菌。此外，产生 β-内酰胺酶的革兰阴性菌也对它们耐药。它们有抗链球菌和肠球菌活性。因为它们很少单独应用于临床，所以目前仅限药理学讨论。

作用机制

所有的 β-内酰胺均能抑制细菌细胞壁中肽聚糖的交联，从而导致细菌溶解和死亡。

抗菌谱

良好:铜绿假单胞菌、链球菌、肠球菌。
中等:肠道革兰阴性菌、嗜血杆菌。
差:葡萄球菌、厌氧菌。

不良反应

其不良反应与其他 β-内酰胺相似。

■ 注意事项

• 这些药物具有青霉素的抗革兰阳性菌活性,对多种链球菌和肠球菌也有活性。
• 抗铜绿假单胞菌青霉素通常不单独使用,一般联合 β-内酰胺酶抑制剂。详见"青霉素/β-内酰胺酶抑制剂复方制剂"。

适应证

其仅在教材中出现,在市面上找不到该类药物。

要点

当评估青霉素/β-内酰胺酶抑制剂复方制剂时,你需要了解 β-内酰胺酶抑制剂所覆盖的青霉素的抗菌谱。这也是编写本部分内容的原因。

青霉素/β-内酰胺酶抑制剂复方制剂

药物:氨苄西林/舒巴坦、阿莫西林/克拉维酸、哌拉西林/他唑巴坦

虽然氨基青霉素和抗假单胞菌青霉素对革兰阴性菌有良好的内在活性，但是它们像青霉素 G 一样易受 β-内酰胺酶的影响。这就意味着它们不适用于绝大多数葡萄球菌、多数革兰阴性菌和厌氧菌，因为这些病原菌能够产生 β-内酰胺酶。换句话说，我们似乎学会了如何使青霉素对 β-内酰胺酶产生耐药性，或者如何增加它们对革兰阴性菌的活性，但两者无法兼得。β-内酰胺酶抑制剂可对抗 β-内酰胺酶，这些药物在结构上模拟 β-内酰胺，但本身抗菌活性极低。它们与 β-内酰胺酶不可逆地结合，使组合中的 β-内酰胺免受 β-内酰胺酶的破坏，从而实现 β-内酰胺的治疗有效。

当考虑 β-内酰胺酶抑制剂复方制剂的抗菌活性时，需要记住，β-内酰胺酶抑制剂仅能使 β-内酰胺恢复杀菌作用，但并不会增强其抗菌活性。因此，β-内酰胺酶抑制剂的复方制剂仅对组合中β-内酰胺具有抗菌活性的那些细菌起作用。

例如,氨苄西林/舒巴坦对产生 β–内酰胺酶的大肠杆菌有活性,这是因为氨苄西林本身就能杀灭非产生 β–内酰胺酶的大肠杆菌。然而,它对铜绿假单胞菌没有任何作用,因为氨苄西林无抗铜绿假单胞菌活性。相反,哌拉西林/他唑巴坦抗铜绿假单胞菌活性强,这是因为哌拉西林本身就对铜绿假单胞菌有效。虽然这些药物抗菌谱都很广,但不同药物之间存在差异。需要记住这一规律,β–内酰胺酶抑制剂是通过恢复而不是增加活性,从而使 β–内酰胺的抗菌活性恢复正常。

作用机制

所有的 β–内酰胺均能抑制细菌细胞壁中肽聚糖的交联,从而导致细菌溶解和死亡。这些 β–内酰胺酶抑制剂在结构上与 β–内酰胺类似,并与许多 β–内酰胺酶结合,从而使 β–内酰胺酶失去对 β–内酰胺的抑制作用。

抗菌谱

良好:MSSA、链球菌、肠球菌、多数厌氧菌、肠道革兰阴性菌、铜绿假单胞菌(仅哌拉西林/他唑巴坦)。

中等:产生 β–内酰胺酶的革兰阴性菌。

差:MRSA、产超广谱 β–内酰胺酶(ESBL)的革兰阴性菌。

不良反应

其不良反应与其他 β–内酰胺相似。

■ 注意事项

● 与该类中其他药物不同,阿莫西林/克拉维酸可以口服给药。市面上有各种不同剂量可供选择,但是高剂量与腹泻发生率高有关。需要注意,所有口服剂型中克拉维酸的剂量是固定的(约 125mg)。

● 复方制剂中的 β-内酰胺酶抑制剂并非对所有 β-内酰胺酶有活性。能够破坏多种类型 β-内酰胺的新型 β-内酰胺酶被发现,并且应用越来越普遍。

● 除了研究目的,β-内酰胺酶抑制剂仅在复方制剂中使用。

● 舒巴坦对鲍曼不动杆菌(一种高耐药的革兰阴性菌,可引起院内感染)具有抗菌活性。基于此原因,大剂量的氨苄西林/舒巴坦可以用于治疗该菌所致的感染。

● 阿莫西林/克拉维酸和氨苄西林/舒巴坦的抗菌谱相近,但克拉维酸抑制 β-内酰胺酶的效果比舒巴坦更强,因此,舒巴坦所需的剂量更高。药敏试验的差异可能是由于试验中使用的舒巴坦浓度较低。

适应证

其适用于院内感染,特别是医院获得性肺炎的经验性治疗(非氨基青霉素为主药的复方制剂)。

它们有抗需氧菌和厌氧菌活性,适用于经验性治疗混合感染,如腹腔内感染、糖尿病相关溃疡、吸入性肺炎。阿莫西林/克拉维酸用于明确或可疑产生 β-内酰胺酶的细菌所致的上呼吸道和下呼吸道感染,也可用于治疗对其他药物耐药性的尿路感染,但不应用于类似氟喹诺酮或 TMP/SMX 治疗尿路感染的 3 天短疗程方案。

要点

一旦获知细菌培养结果,就应缩小治疗所需覆盖的抗菌谱。这些药物虽然都可用于经验性治疗,但是如果有其他替代药物,则不应作为目标性治疗的首选药物。你需要明确哪些药物抗铜绿假单胞菌,哪些不是——这是这些药物在使用中的主要差异。例如,氨苄西林/舒巴坦不应用于治疗医院获得性肺炎,而哌拉西林/他唑巴坦用于社区获得性肺炎则会治疗过度。

头孢菌素类

■ 头孢菌素类简介

　　头孢菌素可能是最容易被混淆的一类抗生素。为了方便起见,主要根据抗菌谱将它们分为不同"代",但也有例外。尽管有许多不同药物,但是大多数医院仅使用其中的一部分,因此,实践中比较容易了解你所在医院使用的头孢菌素(门诊药房有所不同)。一般来说,最好先了解每一代头孢菌素的共性,然后了解个别药物的特性。图 7-2 显示各代头孢菌素的抗菌活性。

　　头孢菌素有以下一些共性:

　　● 所有头孢菌素都与青霉素存在交叉过敏,不同"代"之间存在差异。估计青霉素与头孢菌素间的交叉过敏概率可能不同。这种可能性非常低,低于常被引述的 10%,预估不超过 5%,尽管有些报道值更低,特别是更新型的头孢菌素。但是,青霉素过敏患者使用任何一种头孢菌素时均应权衡利弊。通过问诊正确评价患者过敏情况,同时考虑给予头孢菌素的相关风险。对恶心的症状要加以鉴别,但要谨慎对待荨麻疹和严重过敏反应的症状!实践中可使用其他替代抗生素。就像以前提到的,有证据表明类

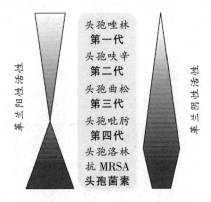

图 7-2 各代头孢菌素的抗菌活性。

似的侧链是产生交叉过敏的原因,但尚未完全阐明。

● 头孢菌素通常比青霉素更耐受 β–内酰胺酶。能灭活青霉素类药物但不能灭活头孢菌素类药物的 β–内酰胺酶被称为"青霉素酶"。也存在能够灭活头孢菌素的 β–内酰胺酶(头孢菌素酶),并且正在普及。

第一代头孢菌素

药物：头孢唑林、头孢氨苄、头孢羟氨苄、头孢噻吩

第一代头孢菌素是医院使用最广的一类抗生素。为什么呢？因为它们抗菌谱广、价格低、不良反应少，是预防手术切口部位感染的最佳选择。同样，它们也适用于治疗皮肤及软组织感染。

作用机制

所有的 β-内酰胺均能抑制细菌细胞壁中肽聚糖的交联，从而导致细菌溶解和死亡。

抗菌谱

良好：MSSA、链球菌。
中等：某些肠道革兰阴性菌。
差：肠球菌、厌氧菌、MRSA、铜绿假单胞菌。

不良反应

其不良反应与其他 β–内酰胺相似。

■ 注意事项

- 第一代头孢菌素是抗葡萄球菌青霉素的理想替代药物。它们很少引起静脉炎,也不需要频繁输注。但是与抗葡萄球菌青霉素不同,它们可能无法通过血脑屏障,不应该用于中枢神经系统感染。
- 头孢氨苄和头孢羟氨苄可以口服,其他药物可以通过胃肠外给药。

适应证

其适用于治疗皮肤及软组织感染、外科手术预防感染、葡萄球菌所致血流感染、骨髓炎和心内膜炎(MSSA)。

要点

外科手术预防感染是医院使用第一代头孢菌素的最常见用途。用于此目的时应限制给药疗程,特殊情况可以给予超过 1 剂,使用抗生素超过 24 小时通常是不合理的。超疗程使用不会降低感染率,但住院期间会筛选出更耐药的病原菌。

第二代头孢菌素

药物:头孢呋辛、头孢西丁、头孢替坦、头孢丙烯、氯碳头孢、头孢美唑、头孢尼西、头孢孟多、头孢克洛

与第一代头孢菌素相比，第二代头孢菌素的抗革兰阴性菌活性更好,抗革兰阳性菌活性则略差,尽管它们仍用于治疗这些细菌引起的感染。第二代头孢菌素对革兰阴性菌产生的 β-内酰胺酶更稳定,特别是能抗流感嗜血杆菌和淋病奈瑟菌。虽然第二代头孢菌素是头孢菌素中数量最多的一类,但在美国的实际使用可能最少。

作用机制

所有的 β-内酰胺均能抑制细菌细胞壁中肽聚糖的交联,从而导致细菌溶解和死亡。

抗菌谱

良好:某些肠道革兰阴性菌、嗜血杆菌、奈瑟菌。

中等:链球菌、葡萄球菌、厌氧菌(仅头孢替坦、头孢西丁、头孢美唑)。

差:肠球菌、MRSA、假单胞菌。

不良反应

其不良反应与其他 β-内酰胺相似。含有 N-甲硫基四氮唑(MTT)侧链的头孢菌素(头孢孟多、头孢美唑和头孢替坦)可以抑制维生素 K 生成和延长出血时间。这些含有 MTT 的头孢菌素与乙醇联用时会产生双硫仑样反应。虽然大多数患者在医院接受抗感染治疗期间不会饮用含酒精饮料,但对于门诊患者需要提示这种相互作用。

■ 注意事项

● 头孢西丁、头孢替坦和头孢美唑是头霉素。上述三种药物属于第二代头孢菌素,因为它们与第二代头孢菌素抗菌活性相似,但有一个特例,即它们对厌氧菌有抗菌活性。头霉素对许多胃肠道(GI)厌氧菌均有抗菌活性,头孢西丁和头孢替坦常用于腹部手术来预防感染。

● 氯碳头孢严格来说是碳头孢烯类。

● 头孢克洛、头孢丙烯和氯碳头孢只有口服制剂,头孢呋辛有静脉和口服制剂,其他药物只有静脉制剂。

● 与第一代头孢菌素一样,第二代头孢菌素无法很好地透过血脑屏障,故无法治疗中枢感染。

适应证

其适用于上呼吸道感染、社区获得性肺炎、淋病、手术预防感染(头孢替坦、头孢西丁和头孢呋辛)。

要点

头霉素具有很好的抗厌氧菌活性，但脆弱拟杆菌对其耐药不断增加。当使用它们预防手术感染时，应限制术后抗生素使用疗程。如果感染发生进展，应更换为其他药物，如 β–内酰胺酶复方制剂或其他抗革兰阴性菌药物联合甲硝唑。

第三代头孢菌素

药物:头孢曲松、头孢噻肟、头孢他啶、头孢地尼、头孢泊肟、头孢克肟、头孢布烯

第三代头孢菌素比第一代、第二代头孢菌素的抗革兰阴性菌活性更强。大部分有较好的抗链球菌活性,但是通常抗葡萄球菌活性不如其他头孢菌素。这些广谱抗生素用途有差别。

作用机制

所有的β-内酰胺均能抑制细菌细胞壁中肽聚糖的交联,从而导致细菌溶解和死亡。

抗菌谱

良好:链球菌(头孢他啶除外,其活性差)、肠道革兰阴性菌、铜绿假单胞菌(仅头孢他啶)。

中等:MSSA(头孢他啶除外,其活性差)。

差:肠球菌、铜绿假单胞菌(头孢他啶除外)、厌氧菌、MRSA。

不良反应

其不良反应与其他 β-内酰胺相似。第三代头孢菌素类药物已被证明是与艰难梭菌相关腹泻关联性最高的抗生素之一。头孢泊肟的 MTT 侧链可抑制维生素 K 的产生(详见"第二代头孢菌素")。

■ 注意事项

- 头孢他啶的抗菌谱在第三代头孢菌素中是一个例外。有别于其他第三代头孢菌素,头孢他啶可抗假单胞菌,但其抗革兰阳性菌活性无临床意义。

- 头孢曲松、头孢噻肟、头孢他啶均能很好地透过血脑屏障,用于治疗中枢神经系统感染。但是,它们的抗菌活性有差异,从而导致临床医生可使用它们来治疗不同类型的感染。头孢他啶不适用于社区获得性脑膜炎,其主要致病菌为肺炎链球菌。

- 第三代头孢菌素因诱导革兰阴性菌耐药而闻名。虽然它们可用于院内感染,但广泛使用会导致出现更难处理的病原菌。

- 多年来,人们一直使用头孢曲松[每日 1 次,125mg 肌内注射(IM)]来治疗淋病,但随着耐药性的增加,其剂量已增至250mg。淋病患者应同时服用阿奇霉素,这是为了覆盖对衣原体的经验性治疗,同时减少头孢曲松耐药的发生。

- 头孢曲松具有经肾脏和胆道双通道排泄的特点。肾功能不全患者不需要调整给药剂量,可有效治疗尿路感染。

- 新生儿使用头孢曲松存在两个问题,其与含有钙的药物相互作用形成结晶,可在肺及肾脏沉积,导致新生儿死亡;其也可形成胆汁淤积,导致高胆红素血症。儿童患者应避免使用头孢曲松,头孢噻肟是更安全的药物。

　　● 最后,当发生 MSSA 感染时,特别是侵袭性感染,应给予大剂量的头孢曲松,每日 2~4g。头孢曲松对这类病原菌活性低,推荐使用高剂量。

适应证

　　其适用于治疗下呼吸道感染、肾盂肾炎、院内感染(头孢他啶)、莱姆病(头孢曲松)、脑膜炎、淋病、皮肤及软组织感染、中性粒细胞减少伴发热(头孢他啶)。

要点

　　除脑膜炎外,头孢曲松对于大多数适应证均可每日用药 1 次。确保给予脑膜炎患者足量药物治疗,头孢曲松 2g 静脉注射 q12h,同时使用万古霉素和氨苄西林(必要时)。个别情况也可使用高剂量,但脑膜炎是其中最重要的一种情况,尤其要注意。

第四代头孢菌素

药物:头孢吡肟

目前只有一种第四代头孢菌素,即头孢吡肟。头孢吡肟是广谱头孢菌素,对革兰阴性菌(包括假单胞菌)和革兰阳性菌均有活性。有一种记忆方法是:头孢唑林(第一代)+头孢他啶(第三代)=头孢吡肟(第四代)。

作用机制

所有的 β-内酰胺均能抑制细菌细胞壁中肽聚糖的交联,从而导致细菌溶解和死亡。

抗菌谱

良好:MSSA、链球菌、假单胞菌、肠道革兰阴性菌。
中等:不动杆菌。
差:肠球菌、厌氧菌、MRSA。

不良反应

通常来说,其不良反应与其他 β-内酰胺相似,但头孢吡肟比其他药物的神经毒性更大。

■ 注意事项

• 头孢吡肟是一种广谱抗生素, 是经验性治疗许多院内感染的首选,但对于大多数社区获得性感染是过度的。当使用头孢吡肟进行经验性治疗时,务必降阶梯。

• 头孢吡肟抗革兰阳性菌的活性更强,因此单药治疗中性粒细胞减少伴发热的效果优于头孢他啶。与第三代头孢菌素相比,头孢吡肟诱导的革兰阴性菌耐药更少,但仍然不应过度使用。

• 一项荟萃分析(Meta 分析)显示,头孢吡肟与其他药物相比,病死率增加,因此头孢吡肟一度名声不佳。然而,许多临床医生对此持怀疑态度,而且 FDA 进行了更全面的分析为头孢吡肟正名。

• 头孢吡肟具有神经毒性,可能表现为癫痫持续状态。虽然神经毒性可发生于任何剂量下, 但是肾功能不全患者进行药物剂量调整仍是十分重要的。

适应证

其适用于治疗中性粒细胞减少伴发热、医院获得性肺炎、神经外科术后脑膜炎及其他院内感染。

要点

　　头孢吡肟主要用于院内感染。尽管头孢吡肟的适应证是尿路感染和下呼吸道感染，但对于大多数社区来源感染来说是没有必要使用的。

抗MRSA头孢菌素

药物:头孢洛林

头孢洛林是一种具有独特性质的头孢菌素，其违背了头孢菌素"分代"的规律。CLSI 将其命名为"抗 MRSA 头孢菌素"，因为该名称突出了该药最重要的特性。该药具有独特的抗 MRSA 活性，其结构被改造为能与 MRSA 的青霉素结合蛋白 2a 结合，这一位点对其他 β-内酰胺亲和力低。不同于其他头孢菌素，头孢洛林对粪肠球菌(非屎肠球菌)也有中度活性。它不如头孢吡肟的抗革兰阴性菌活性强，但与头孢曲松的抗革兰阴性菌活性相似。在一个 MRSA 高度流行区域，头孢洛林提供了另一种可能的治疗方法，但是由于它是一个新药,治疗作用还未完全明确。还有另一种类似特性的药物(头孢吡普),美国和欧盟药物监管机构未批准其上市,随后也从多个国家撤市。

作用机制

所有的 β-内酰胺均能抑制细菌细胞壁中肽聚糖的交联,从

74

而导致细菌溶解和死亡。

不同于其他 β–内酰胺，头孢洛林能与青霉素结合蛋白 2a 结合，这是一种 MRSA 表达的蛋白。这一特性使其具有抗 MRSA 活性。

抗菌谱

良好:MSSA、MRSA、链球菌、肠道革兰阴性菌。
中等:粪肠球菌。
差:铜绿假单胞菌、屎肠球菌、不动杆菌、厌氧菌。

不良反应

临床试验数据显示,头孢洛林的不良反应与其他 β–内酰胺相似。

■ 注意事项

• 作为已上市的新型抗菌药，头孢洛林最初的适应证包括皮肤及软组织感染、社区获得性肺炎。尽管 3 项研究中有两项结果显示头孢洛林治疗社区获得性肺炎的效果优于头孢曲松,但这些适应证已经有很多可用的药物。目前面临的挑战将是明确头孢洛林在医院获得性肺炎及其他耐药病原体所致严重疾病中的作用。病例分析和回顾性研究中,头孢洛林成功治疗血流感染、心内膜炎、脑膜炎、骨髓炎和医院获得性肺炎。

适应证

FDA 批准头孢洛林用于治疗复杂的皮肤及软组织感染、社区获得性肺炎。其他用途的数据较少。

要点

有些文献把头孢洛林作为第五代头孢菌素。如果这样分类，不要忘记它的抗革兰阴性菌活性并不比第四代头孢菌素高，特别是铜绿假单胞菌。

头孢菌素/β-内酰胺酶抑制剂复方制剂

药物：头孢他啶/阿维巴坦、头孢洛扎/他唑巴坦

碳青霉烯类(下一节的内容)多年来一直是对抗某些最具耐药性的革兰阴性菌的首选药物，因此出现碳青霉烯耐药并不奇怪。碳青霉烯的耐药主要见于导致常见感染的 3 种关键致病菌：肺炎克雷伯菌、铜绿假单胞菌和鲍曼不动杆菌。阿维巴坦是一种新型 β-内酰胺酶抑制剂，其作用机制不同于其他 β-内酰胺酶抑制剂，它可以对抗许多产生 β-内酰胺酶的肺炎克雷伯菌和铜绿假单胞菌，从而恢复头孢他啶抗这些病原菌的活性。头孢洛扎是第三代头孢菌素，能够避开铜绿假单胞菌的耐药机制，复方制剂中的他唑巴坦可以保护其被 β-内酰胺酶水解。这两种药物对不动杆菌均无良好活性。需要注意这些药物的抗菌谱差异，因为这决定了它们在不同情况下的用途。

作用机制

所有的 β-内酰胺均能抑制细菌细胞壁中肽聚糖的交联，从

而导致细菌溶解和死亡。他唑巴坦是一种 β–内酰胺酶抑制剂，结构上与 β–内酰胺类似，可与许多 β–内酰胺酶结合，使它们对联合使用的 β–内酰胺失去灭活作用。阿维巴坦不同于 β–内酰胺，但也能与 β–内酰胺酶结合并使它们钝化。

抗菌谱

良好：假单胞菌、肠道革兰阴性菌（头孢他啶/阿维巴坦>头孢洛扎/他唑巴坦）。

中等：某些链球菌（头孢洛扎/他唑巴坦）。

差：多数厌氧菌、MRSA、MSSA、不动杆菌。

不良反应

其不良反应与其他 β–内酰胺相似。

■ 注意事项

• 这两种药物在抗菌谱上有细微但重要的差异。两者都对大部分多药耐药的假单胞菌有效，但只有头孢他啶/阿维巴坦对耐碳青霉烯的克雷伯菌和其他肠道革兰阴性菌有效。这种差异决定了在临床实践中如何使用它们。

• 这两种药物都能够避开许多假单胞菌的耐药机制，但作用方式不同。头孢洛扎自身受假单胞菌耐药机制的影响最小，其中所含的 β–内酰胺酶抑制剂——他唑巴坦对这一耐药的影响甚微。头孢他啶/阿维巴坦则依赖于阿维巴坦灭活假单胞菌产生的 β–内酰胺酶。有可能见到分离出的假单胞菌株对其中一种药物耐药，而对另一种药物敏感。

● 不同于青霉素类/β-内酰胺酶抑制剂的复方制剂,如哌拉西林/他唑巴坦,许多肠道厌氧菌都对它们耐药。如果怀疑患者有厌氧菌感染,而你正在使用其中一种药剂,则应联合使用甲硝唑。

适应证

两种药物适用于多药耐药的假单胞菌感染、需氧/厌氧菌混合感染、产生 ESBL 病原菌所致的感染、腹腔内感染。

头孢他啶/阿维巴坦适用于对碳青霉烯耐药肠杆菌所致的感染。

要点

尽管这些新型药物对耐药的革兰阴性菌具有高度活性,但也出现了对它们的耐药菌,需要请实验室检测患者的标本。不遗漏任何可能的耐药情况。

碳青霉烯类

药物：亚胺培南/西司他丁、美罗培南、厄他培南、多尼培南

碳青霉烯是广谱抗生素，特别是亚胺培南、多尼培南和美罗培南。虽然它们具有 β-内酰胺环，与 β-内酰胺作用机制相同，但是它们的结构独特，不同于青霉素和头孢菌素。碳青霉烯的广谱抗菌作用使得它们适用或不适用于经验性抗感染治疗，是否适用取决于感染程度和患者耐药菌感染风险。亚胺培南、多尼培南和美罗培南抗菌谱相似，而厄他培南的抗菌谱则有很大不同。

作用机制

所有的 β-内酰胺均能抑制细菌细胞壁中肽聚糖的交联，从而导致细菌溶解和死亡。

抗菌谱

良好:MSSA、链球菌、厌氧菌、肠道革兰阴性菌、假单胞菌(不包括厄他培南)、不动杆菌(不包括厄他培南)、产生 ESBL 革兰阴性菌。

中等:肠球菌(不包括厄他培南)。

差:MRSA、耐青霉素的链球菌。

不良反应

其不良反应与其他 β−内酰胺相似,但亚胺培南诱发癫痫的可能性更高。肾功能不全患者应调整给药剂量以降低用药风险,脑膜炎患者应避免使用亚胺培南,因为它更容易穿透血脑屏障。

■ 注意事项

● 亚胺培南通过肾脏代谢为肾毒性产物,西司他丁能阻断肾脱氢肽酶对该反应的催化作用,预防发生代谢反应。因此,西司他丁总是与亚胺培南联合使用。

● 碳青霉烯是非常广谱的抗生素。亚胺培南、多尼培南和美罗培南的抗菌谱尤其广,不应用于大多数社区获得性感染的经验性治疗。对于多种类型的院内感染,它们是一个很好的选择,特别是那些在住院期间使用过许多其他类型抗生素的患者。

● 厄他培南对某些病原菌的抗菌活性比其他碳青霉烯都弱,这一特性足以改变药物的使用(应考虑到厄他培南是一个例外)。厄他培南对于多数院内感染都是一个不明智的选择,尤其是以假单胞菌和不动杆菌为重要致病菌的医院获得性肺炎。但是厄他培南仅需要每日 1 次给药,比其他碳青霉烯使用更方便,因此,可能是居家输液治疗敏感菌感染的更好选择。

• 有青霉素过敏史的患者使用碳青霉烯可能会引起罕见的过敏反应。一项研究显示,在经证实对青霉素过敏者中,这一反应的发生率高达 47%(应记住许多青霉素过敏反应是未经证实的),但最新的、质量更高的研究显示,在对青霉素过敏患者中其发生率很低(约 1%)。然而,请记住,虽然这些药物之间交叉过敏的发生率很低, 但有任何一种药物过敏史的患者更容易对另一种药物发生过敏反应,即使它们之间并无关联。

• 目前已经发现使这些药物钝化的碳青霉烯酶,并且越来越普及。目前正在研究联合使用新型 β–内酰胺酶抑制剂,以恢复亚胺培南/西司他丁和美罗培南对产生碳青霉烯酶的肠杆菌的活性。

适应证

其所有药物适用于治疗需氧菌/厌氧菌混合感染、产生 ESBL 细菌的感染、腹腔内感染。

亚胺培南、多尼培南、美罗培南适用于治疗医院获得性肺炎、中性粒细胞减少伴发热、其他院内感染。

要点

要根据患者肾功能调整给药剂量, 以降低亚胺培南相关癫痫的发生风险。

单环β-内酰胺类

药物:氨曲南

氨曲南是目前唯一的单环 β-内酰胺类。氨曲南在结构上只包含 β-内酰胺基本结构中的四元环,因此将其命名为单环 β-内酰胺类。氨曲南的特点是可以安全用于对其他 β-内酰胺过敏的患者,但对头孢他啶有过敏反应的患者除外。这种交叉反应似乎是由于头孢他啶和氨曲南有一个相同的侧链(注:头孢洛扎也有该侧链)。头孢他啶和氨曲南的抗菌活性几乎相同。

可以将氨曲南视为不与其他 β-内酰胺交叉过敏的头孢他啶,可以很好地记住它的功效。

作用机制

所有的 β-内酰胺均能抑制细菌细胞壁中肽聚糖的交联,从而导致细菌溶解和死亡。

抗菌谱

良好:铜绿假单胞菌、大部分革兰阴性菌。

中等:不动杆菌。

差:革兰阳性菌、厌氧菌。

不良反应

其不良反应与其他 β-内酰胺相似,但超敏反应的发生率更低。

■ 注意事项

• 氨曲南与其他 β-内酰胺的作用机制和药效学一样。因为它是一种抗革兰阴性菌药物,常用于对青霉素过敏的患者,因此常与氨基糖苷混淆。其与氨基糖苷类药物在化学结构上无关,毒性反应方面也无关。

• 可以让囊性纤维化患者吸入氨曲南,预防急性期感染。

• 氨曲南是 β-内酰胺的一种, 联合其他 β-内酰胺治疗同样病原菌并无依据。治疗严重院内感染时可以尝试在经验性治疗中加入一种非 β-内酰胺类药物。

适应证

其适用于治疗革兰阴性菌感染,包括假单胞菌,特别是有 β-内酰胺过敏史者。

要点

　　在给 β–内酰胺过敏患者使用氨曲南之前,应检查是否对头孢他啶过敏。如果不能确定,而过敏反应曾很严重,则应密切观察或改用其他药物。

糖肽类和短效脂糖肽类

第 **8** 章

药物:万古霉素、特拉万星

至今已有 3 种糖肽类抗生素在临床中使用，分别是万古霉素、替考拉宁和特拉万星。替考拉宁在美国未获得批准,特拉万星最近得到批准。

万古霉素是非常有价值的，它对绝大多数革兰阳性菌有活性,尚未发现耐药。肠球菌(尤其是屎肠球菌)是例外,被称为万古霉素耐药肠球菌(VRE)。一些葡萄球菌从肠球菌获得万古霉素耐药性,但至今非常少见,总体上是敏感的。

特拉万星有些不同，它是由万古霉素的结构改变而来的短效脂糖肽类药物。与万古霉素相比,特拉万星具有某些优势,如改进了对万古霉素失去敏感性的 MRSA 的活性，但在临床上的作用还需要进一步证实。

作用机制

糖肽类通过结合 D–丙氨酰–D–丙氨酸前体，阻止肽聚糖聚合而抑制细菌细胞壁的合成。特拉万星还有第二个机制是干扰细胞膜,破坏细胞膜功能。

抗菌谱

良好:MSSA、MRSA、链球菌、艰难梭菌。

中等:肠球菌。

差:任何革兰阴性菌。

不良反应

输液相关反应:"红人综合征"是一种组胺介导的反应,通常与万古霉素相关。发生"红人综合征"时,患者可能感到发热、潮红,并可能发展为低血压。这种反应可以通过降低输注速度来预防,并不是真正的过敏反应。抗组胺药也能改善这种反应。因为特拉万星的核心结构本质上是万古霉素,故其也可能引起这种反应。

耳毒性:万古霉素在过去一直被认为是具有耳毒性的药物,但与此毒性相关的证据尚不清楚。

肾脏:肾毒性是万古霉素的典型不良反应。虽然万古霉素肾毒性有关的证据不足,但最近的研究表明,肾毒性可能与更高的剂量相关,包括在 21 世纪常用的治疗 MRSA 感染的较高剂量。早期生产的万古霉素制剂是棕色的,临床医生戏称其为"密西西比泥"。现在生产的制剂更为纯净,减少有潜在毒性的赋形剂。特拉万星的肾毒性问题也是如此。

特拉万星:除以上反应外,特拉万星会引起味觉障碍和泡沫尿。由于动物研究中存在的问题,不应给妊娠期女性使用特拉万星。

剂量问题

万古霉素通常需要药代动力学监测。谷浓度通常用于确保药物不被过快或过慢地消除,不同适应证的推荐谷浓度范围也不同。最新数据表明,较高的谷浓度可能与肾毒性相关。峰浓度仅用于计算特定患者的药代动力学参数。其似乎不能预测疗效或安全性,不应用于大多数患者。

■ 注意事项

* 口服万古霉素的吸收很差,口服仅用于治疗艰难梭菌相关的感染。此外,静脉注射万古霉素后结肠内浓度不足以杀死艰难梭菌,因此口服是唯一的方法。

* 口服万古霉素后小肠内浓度极高,因此对于大多数患者来说,最低剂量就是最佳剂量。

* 如果万古霉素的谷浓度过高,不要过度反应。确认检测结果后,延长给药间隔。

* 尽管万古霉素对葡萄球菌有效,但其不会像 β-内酰胺那样快速杀死 MSSA。确认患者是否感染 MSSA,如果是,则用头孢唑林或萘夫西林代替。

* 最近,人们观察到葡萄球菌与万古霉素间的一种现象,被描述为“MIC 漂移”。在许多医疗机构中,万古霉素的 MIC 已经开始在敏感范围内上升,尚未达到耐药水平,即 MIC≤2mg/L。然而,一些数据显示,对于由金黄色葡萄球菌引起的严重感染且接受万古霉素治疗的患者,对万古霉素的 MIC=2mg/L 的患者比更低的 MIC 的患者预后更差。这个问题值得密切关注。

* 特拉万星比万古霉素具备更快速的杀菌作用。这种特点

可能是治疗某些感染的优势,但尚缺乏有效性的临床证据。它可能适用于对其他治疗方案无效的 MRSA 感染患者。

- 尽管是妊娠 C 类药物,除非绝对必要,妊娠期女性不应使用特拉万星,因为动物试验中观察到发育问题。

适应证

万古霉素是 MRSA 感染的首选药物,或用于可疑 MRSA 感染的经验性治疗,如医院获得性肺炎。当患者有严重的 β-内酰胺过敏时,它也可用于其他革兰阳性菌感染。特拉万星适用于治疗皮肤及软组织感染、医院获得性肺炎,其作用还需要进一步明确。

要点

你确定万古霉素谷浓度测定得正确吗? 错误时间测定的万古霉素浓度非常普遍!

长效糖肽类

第 **9** 章

药物：达巴万星、奥利万星

达巴万星和奥利万星是很特别的药物。药理学方面，以糖肽类药物为基础结构，并具有使其消除减慢的药代动力学特征。两种药物都可以每 2 周静脉给药 1 次，因为每种药物的半衰期都超过 1 周。

两种药物都有明确的抗革兰阳性菌活性，包括 MRSA 和链球菌。问题是什么时候使用这类药物呢？目前，它们更多地用于治疗由葡萄球菌和链球菌引起的皮肤及软组织感染。在整个治疗过程中，只给患者单次用药是很有吸引力的(依从性好)，但价格比较昂贵，它们应该比单次住院费用便宜。

作用机制

所有糖肽类药物都通过结合 D-丙氨酰–D-丙氨酸前体，阻止肽聚糖聚合而抑制细菌细胞壁的合成。脂糖肽类还有第二个机制是干扰细胞膜，破坏细胞膜功能。

抗菌谱

　　良好：MSSA、MRSA、链球菌、肠球菌(奥利万星)。
　　中等：肠球菌(达巴万星)。
　　差：任何革兰阴性菌。

不良反应

　　在临床试验中,恶心、呕吐、腹泻和皮疹是这两种药物最常见的不良反应。如果奥利万星输注过快,会发生输注相关不良反应,所以它的输注时间应超过 3 个小时。

　　奥利万星可抑制华法林代谢,联用后可能会增加出血风险。

■ 注意事项

　　• 消除延长是这类药物的一个显著优势,更适合门诊患者,并确保"依从性"(保证患者进行输液)。然而,这些患者仍然需要接受治疗效果和不良反应的监护。

　　• 奥利万星可干扰华法林和肝素的 24 小时凝血酶时间(PT)及 48 小时活化部分凝血酶时间(aPTT)检测试验。在这段时间里,上述药物不应与奥利万星联用,因为监测结果可能是不准确的。

　　• 达巴万星有不同的给药剂量,取决于给药 2 次(在第一天给药 1000mg,随后 1 周给药 500mg),还是给药 1 次(1500mg)。

适应证

其适用于皮肤及软组织感染的患者，这类感染是已知或高度可疑的由革兰阳性菌引起的，哪类患者更适合哪种药物仍然需要进一步研究。

要点

使用这些药物的患者出院后仍然需要监测——这可不是"一劳永逸"！

氟喹诺酮类

第 10 章

药物：环丙沙星、左氧氟沙星、莫西沙星、吉米沙星

从抗菌谱和药代动力学的角度来看，许多氟喹诺酮类药物是接近理想的抗生素：①其具有广谱抗菌活性，包括革兰阳性菌、革兰阴性菌和非典型病原体；②其有良好的口服生物利用度；③其广泛分布于组织中。遗憾的是，这些特点导致了处方过量和不可避免的耐药性增加，尽管有建议保留这一类药物。特别是在某些地区和患者群体中，虽然过去对肠道革兰阴性菌（如大肠杆菌和克雷伯菌）的活性良好，但这些药物已经丧失了大部分活性，而且在美国，已不再推荐它们作为治疗非复杂性尿路感染（UTI）的一线药物。较新的药物莫西沙星、吉米沙星，增加抗革兰阳性菌（主要是肺炎球菌）活性，而失去了某些革兰阴性菌（主要是假单胞菌）活性。

作用机制

氟喹诺酮类药物抑制 DNA 拓扑异构酶，这种酶参与了 DNA

的缠绕和解旋；而氟喹诺酮的作用可导致 DNA 的破裂和细胞的死亡。

抗菌谱：环丙沙星

良好：肠道革兰阴性菌(大肠杆菌、变形杆菌、克雷伯菌等)、流感嗜血杆菌。

中等：假单胞菌、非典型病原体(支原体、衣原体、军团菌)。

差：葡萄球菌、肺炎链球菌、厌氧菌、肠球菌。

抗菌谱：左氧氟沙星、莫西沙星、吉米沙星

良好：肠道革兰阴性菌、肺炎链球菌、非典型病原体、流感嗜血杆菌。

中等：假单胞菌(仅左氧氟沙星)、MSSA。

差：厌氧菌(除莫西沙星，其有中等活性)、肠球菌。

不良反应

神经系统：氟喹诺酮可引起中枢神经系统(CNS)不良反应，包括头晕、意识模糊和幻觉，老年患者尤其容易发生。年轻患者可能会出现失眠，也可能发生周围神经病变。

心血管系统：可观察到 QT 间期延长，但心律失常通常只发生于有其他危险因素的患者(潜在心律失常，伴随服用致心律失常药物或药物过量)。

肌肉骨骼：关节痛(不常见)和肌腱断裂(非常罕见)。肌腱断裂在老年人、肾功能不全患者和服用皮质类固醇的患者中更为常见。肌腱炎发生在肌腱断裂前，肌腱疼痛时应予以重视。不太

常见的是,重症肌无力可能会加重。

皮肤病变:光敏反应常见。服用氟喹诺酮类药物期间,患者应避免晒太阳,或者使用防晒霜。

发育:由于在年幼比格犬身上发现的毒性,氟喹诺酮禁用于妊娠期女性,而对于儿童则是相对禁忌,尽管儿童的治疗经验表明其可能是可用的。

■ 注意事项

• 环丙沙星和左氧氟沙星对假单胞菌有活性,但 MIC 通常高于其他敏感菌(如大肠杆菌)。因此,当使用这些药物治疗明确或可疑的假单胞菌感染时,应采用更高的抗假单胞菌剂量:环丙沙星,静脉注射(400mg,q8h)或口服(750mg,q12h);左氧氟沙星,每日 750mg,静脉注射或口服。

• 所有氟喹诺酮类药物的生物利用度都在 80%~100% 范围内,因此口服剂量=静脉剂量(环丙沙星除外,口服剂量 ≈ 1.25× 静脉剂量)。

• 左氧氟沙星和环丙沙星是仅有的吸收良好且对假单胞菌有活性的药物,但对这种病原菌的耐药很常见,必须进行药敏试验。

• 氟喹诺酮类药物可螯合阳离子,若与钙剂、铁剂、抗酸剂、牛奶或多种维生素同时服用,口服生物利用度显著降低。如果可能,服用这些药物应至少间隔 2 小时,或者让患者 1 周内停止服用这些补充剂。鼻饲给药也存在这一问题。这个问题仅存在于口服给药,而静脉给药则可以避免。

• 大多数氟喹诺酮类药物经肾脏清除, 肾功能不全时需要减少剂量。莫西沙星是个例外,因为它不通过尿液排出,也未被批准用于治疗尿路感染。吉米沙星经双通道清除,其治疗尿路感染的疗效还未明确,肾功能不全时需要调整剂量。在有明确证据支持吉米沙星前,最好避免使用吉米沙星治疗尿路感染。

FDA 要求所有氟喹诺酮类药物包装中标明可能发生肌腱断裂的黑框警告。

重要提示:2016 年,FDA 要求对所有全身使用的氟喹诺酮类药物添加警告,即对大多数鼻窦炎、支气管炎和非复杂性尿路感染患者,其风险超过获益,除非没有其他选择时使用。这是基于包括上述情况在内的罕见但严重的不良反应。

适应证

记住,现在你越想使用这些药物,就越应该克制。氟喹诺酮的适应证见表 10-1。

表 10-1　氟喹诺酮的适应证

适应证	环丙沙星	左氧氟沙星	莫西沙星	吉米沙星
CAP、鼻窦炎、AECB	−	+	+	+
尿路感染	+	+	−	?
腹腔内感染	+	+	+	?
全身性革兰阴性菌感染	+	+	+	?
皮肤/软组织感染	−	+	+	+
假单胞菌感染(+/−β−内酰胺)	+	+	−	−
预防/治疗生物恐怖事件(对炭疽、鼠疫、兔热病有效)	+	+	?	?

注:CAP,社区获得性肺炎;AECB,慢性支气管炎急性发作。

+代表已批准/经研究/对此适应证有效;?代表可能有效,无临床数据支持;−代表非常规选择。

要点

　　在使用氟喹诺酮类药物的口服剂型时，要特别小心避免与螯合剂(钙剂、镁剂、铝剂等)混合服用。

氨基糖苷类

第 11 章

药物：庆大霉素、妥布霉素、阿米卡星、链霉素、大观霉素

氨基糖苷类抗生素颠覆了抗生素基本无毒的观念。这些药物治疗窗窄，不适当的剂量会给患者带来明显的毒性（主要是肾毒性和耳毒性）。正因如此，这些药物作为治疗大多数感染的首选方案使用已经有所减少。话虽如此，对多种相对安全的抗生素已经产生耐药性的病原菌（如假单胞菌和不动杆菌），氨基糖苷类仍然保持着良好的活性。其也与 β-内酰胺类和糖肽类药物有很好的协同作用，以提高杀灭细菌的效率。庆大霉素和妥布霉素是最广泛使用的药物，阿米卡星常用于对前两种药物耐药的病原菌，链霉素的使用更为有限（肠球菌、肺结核和鼠疫）。

作用机制

氨基糖苷与细菌核糖体 30S 亚基结合，会造成对遗传密码的误读，导致蛋白质的错误形成和蛋白质合成的中断。

抗菌谱:庆大霉素、妥布霉素、阿米卡星

良好:革兰阴性菌(大肠杆菌、克雷伯菌、假单胞菌、不动杆菌等)。

中等:与 β-内酰胺或糖肽联合使用,葡萄球菌(包括 MRSA)、草绿色链球菌、肠球菌(庆大霉素、链霉素最优)。

差:非典型病原体、厌氧菌、革兰阳性菌(单药治疗)。

不良反应

肾毒性:由血清肌酐升高引起的少尿型急性肾衰竭,是一种与剂量有关的氨基糖苷类药物的不良反应。通过正确的给药剂量(包括延长给药间隔),以及避免与其他肾毒性药物(环孢素、顺铂、膦甲酸等)联用,可以降低风险。

耳毒性:氨基糖苷类药物会引起剂量相关的耳蜗和前庭毒性。预计需要长期(≥2 周)接受氨基糖苷类药物治疗的患者,基线和随访听力检查是必要的。密切监测患者的听力损失或平衡问题是很重要的,因为这些问题是不可逆的,并且会显著影响生活质量。

神经系统:当给予氨基糖苷类药物时,可能发生神经肌肉阻滞,特别是正在接受麻痹治疗的患者使用高剂量药物时。

■ 注意事项

• 利用药物的浓度依赖性杀菌机制,每日 1 次或延长间隔是同样有效且更方便、更安全的氨基糖苷类药物给药方案。然而,在一些人群中,每日 1 次给药的研究较少,包括妊娠期女性、

危重患者、肾功能不全者,以及病态肥胖者。在这些人群中,如果使用这种剂量方案应更谨慎。氨基糖苷类药物是妊娠 D 类药物,尽量避免用于妊娠期女性。

• 氨基糖苷类药物血药浓度可以帮助确定适当的剂量,降低中毒风险,但必须通过正确操作才能获得有意义的提示。对于传统的给药方案,应在输液结束 30 分钟后测定峰浓度,而在下一剂 30 分钟前测定谷浓度。对于每天 1 次的给药方案,基于已公布的曲线图有一些潜在的监测点需要监测。

• 氨基糖苷类药物在许多组织的分布相对较差,包括肺部和中枢神经系统。这使得其单药治疗许多严重感染时效果不理想。这也意味着剂量应该基于患者的理想体重或校正体重,而不是他(或她)的总体重。鉴于肥胖的高流行率,如果使用患者的总体重,可能会发生严重的药物过量事件。

• 氨基糖苷类药物在其活性上有微小的差异:
  ▪ 对假单胞菌:阿米卡星>妥布霉素>庆大霉素
  ▪ 对克雷伯菌:阿米卡星=庆大霉素>妥布霉素

• 一些旧的药物参考文献和教材将链霉素列为治疗结核病的一线药物。虽然链霉素是第一种可用的抗结核药物,但它已经被更安全和更有效的一线药物所取代。链霉素仍然是耐药结核感染的一种替代选择,但应由该领域的专家实施治疗并管理。

适应证

联用 β-内酰胺药物,用于治疗确定或可疑革兰阴性病原菌的严重感染,包括中性粒细胞减少伴发热、败血症、囊性纤维化加重和呼吸机相关肺炎。氨基糖苷类药物(主要是庆大霉素)也可与 β-内酰胺或糖肽类药物联用,来治疗严重的革兰阳性菌感染,包括心内膜炎、骨髓炎和败血症;也可与其他抗分枝杆菌药物联用，来治疗耐药的结核分枝杆菌或其他分枝杆菌引起的感染(链霉素和阿米卡星)。

要点

大多数氨基糖苷类药物毒性与剂量有关，所以从一开始就应通过肾功能不全程度和使用理想(或校正)体重来调整剂量。在检测结果正确的情况下，血药浓度对于监测和调整氨基糖苷类药物剂量很有用。

四环素和甘氨酰环素类

第 12 章

药物：多西环素、米诺环素、四环素、替加环素（一种甘氨酰环素）

这类药物过去被认为是广谱抗生素，细菌耐药的发展和这类药物专利到期使得四环素类药物使用减少。这类药物治疗普通呼吸道感染是有效的（缺乏高质量研究），对于一些特殊感染也是首选药物。在很多情况下，多西环素优于四环素和米诺环素。甘氨酰环素（替加环素是此类的第一种药物）避开大多数的四环素耐药机制并具有广谱活性。

作用机制

四环素和甘氨酰环素都与细菌核糖体的 30S 亚基结合，阻碍了转运 RNA 携带新氨基酸与延长的蛋白质链的对接。

抗菌谱:四环素、多西环素、米诺环素

良好:非典型病原体、立克次体、螺旋体(如伯氏疏螺旋体、幽门螺杆菌)、疟原虫(疟疾)。

中等:葡萄球菌(包括 MRSA)、肺炎链球菌。

差:多数革兰阴性菌、厌氧菌、肠球菌。

抗菌谱:替加环素

良好:非典型病原体、肠球菌(包括 VRE)、葡萄球菌(包括 MRSA)、肺炎链球菌。

中等:多数革兰阴性菌、厌氧菌。

差:假单胞菌、变形杆菌、普鲁威登菌。

不良反应

胃肠道:四环素可引起食管刺激,患者应尽可能用水送服药物并保持站立。替加环素虽然是静脉用药,但也会引起严重的恶心、呕吐和腹泻。

皮肤病变:光敏反应常见。在服用四环素时,患者应避免晒太阳或使用防晒霜。

感觉:米诺环素可能导致头晕和眩晕。

发育:所有四环素都会导致发育中的牙齿变色,妊娠期女性和 8 岁以下儿童禁用。

■ 注意事项

• 多西环素和米诺环素的生物利用度接近 100%。替加环素仅有静脉制剂。四环素螯合阳离子,当与钙剂、铁剂、抗酸药或多元维生素同时服用时,口服生物利用度显著下降。尽可能将这些药物使用间隔至少 2 小时, 或者让患者停止服用这些补充剂一周。食物可显著减少四环素的吸收,但对米诺环素和多西环素的吸收影响较小。

• 多西环素不需要在肾功能或肝功能不全时进行剂量调整;四环素经肾脏消除,肾功能不全时不应使用(会加重肾功能损伤)。

• 替加环素具有非常大的分布容积, 表明其高度分布于许多组织中。然而,其经肝脏消除,尿路浓度很低,可能不适用于尿路感染。其广泛分布也导致低血药浓度,不是治疗血流感染的理想选择。

• FDA 对替加环素所有适应证的分析表明, 与其他抗菌药相比,使用替加环素的死亡率较高。这在很大程度上是由一项关于医院获得性肺炎的研究而得到的。虽然这令人担心,但替加环素仍然十分有用,因为其对许多高耐药性的病原菌仍有活性,而这些病原菌的治疗几乎没有替代选择。而这类感染通常不会被纳入临床研究。

适应证

这些药物可用于非复杂的呼吸道感染,如慢性支气管炎急性加重、鼻窦炎和社区获得性肺炎。它们是许多由蜱虫传播疾病的首选药物。这些药物可用作皮肤或软组织感染、梅毒、盆腔炎的替代药物(联用头孢西丁)。在生物恐怖主义情况下,其可作为环丙沙星的替代药物(对炭疽病、鼠疫和兔热病有活性)。这些药物可用于预防和治疗疟疾。替加环素可用于治疗复杂的非单一病原菌引起的感染,如腹腔内感染和复杂的皮肤及软组织感染。

要点

询问患者平时是否服用矿物质补充剂(如钙剂和铁剂)。仅因为患者的药物记录上没有营养补充剂，并不意味着他们没有服用。当患者服用钙补充剂，甚至是用一大杯牛奶送服四环素时，都可能会使治疗方案无效。

第 13 章

大环内酯类和酮内酯类

药物：克拉霉素、阿奇霉素、红霉素、泰利霉素（酮内酯类药物）

因广泛覆盖呼吸道病原体，大环内酯类抗生素是门诊使用最多的抗生素之一。大环内酯类抗生素的抗菌谱覆盖范围广，但因为这类药物的耐药性不断增加（尤其是对肺炎链球菌），故其抗菌作用不佳。为了对抗这种耐药性，已经引入了酮内酯类药物（包括泰利霉素），更好地覆盖耐药肺炎链球菌。但是，泰利霉素似乎有肝毒性的风险。红霉素是这类药物中最早出现的，但由于其不良反应、药物相互作用，并且需要频繁给药，现在很少应用，除非作为胃肠道动力药。

作用机制

大环内酯类和酮内酯类药物与细菌核糖体的 50S 亚基结合，阻止核糖体移动和在延长的蛋白质链中加入新的氨基酸。

抗菌谱

良好:非典型病原体、流感嗜血杆菌、卡他莫拉菌、幽门螺杆菌、鸟分枝杆菌。

中等:肺炎链球菌(泰利霉素>大环内酯类)、链球菌。

差:葡萄球菌、肠道革兰阴性菌(阿奇霉素>克拉霉素)、厌氧菌、肠球菌。

不良反应

胃肠道反应:与大环内酯类药物有关的明显的胃肠道不良反应(恶心、呕吐、腹泻)。红霉素是不良反应最严重的药物,它被用作胃肠道运动能力受损患者的促动力药。

肝:与大环内酯类药物有关的罕见但严重的肝脏不良事件。泰利霉素可能发生致死的肝衰竭或需要肝移植。

心脏:与大环内酯类药物有关的 QT 间期延长,最常见的是红霉素。在有心脏疾病的患者、服用抗心律失常药物的患者或服用可能发生相互作用药物的患者中,要谨慎使用(见下文)。

■ 注意事项

• 注意药物相互作用! 这些药物(阿奇霉素除外)是药物代谢细胞色素 P450 酶的潜在抑制剂。在开始使用这些药物之前,一定要检查患者的处方。

• 阿奇霉素的半衰期很长,因此短疗程足以治疗大多数感染。这使得使用 Z-pak 和延长释放、单剂量 Z-max 成为可能(给予为期 5 天常规剂量的阿奇霉毒的疗法)。

• 大环内酯类是抑菌药物，不适用于通常需要杀菌的感染（脑膜炎、心内膜炎等）。Prevpac 是用来清除幽门螺杆菌与治疗消化性溃疡的组合药物，除克拉霉素和兰索拉唑外，还含有阿莫西林。在给患者服用前，一定要检查患者是否对 β-内酰胺过敏，以及是否有药物相互作用。

• 大环内酯类药物的抗菌谱使其成为治疗社区获得性肺炎的理想选择，但对肺炎链球菌的高耐药率使单药治疗中至重度感染具有一定风险。对于更虚弱的患者，应选择其他药物或联用 β-内酰胺类药物治疗肺炎链球菌。

适应证

这类药物适用于治疗上（下）呼吸道感染、衣原体、非结核分枝杆菌感染和旅行者腹泻（阿奇霉素）。克拉霉素是治疗由幽门螺杆菌引起的胃溃疡的关键药物，应与其他药物和抗酸剂联合使用。

要点

当然，大环内酯类是很好的治疗呼吸道感染的药物，而且相对来说是温和的，但是你真的需要用抗生素来治疗患者非特异性的（可能是病毒引起的）咳嗽和感冒吗？除了可能引起不良反应和增加费用外，过度使用这些药物还增加了耐药性。不如来些减充血剂、对乙酰氨基酚和鸡汤！

恶唑烷酮类

第 14 章

药物：利奈唑胺、特地唑胺

随着特地唑胺的出现，现在有两种恶唑烷酮类药物，这类药物的特点包括广泛的抗革兰阳性菌活性和良好的口服生物利用度。虽然利奈唑胺每天给药 2 次而特地唑胺每天给药 1 次，但是两种药物之间的差异并不明显。利奈唑胺上市时间较长，对比其他药物治疗 MRSA 的临床试验数据显示出其优势，并支持其在 MRSA 感染肺炎治疗中的使用。

作用机制

恶唑烷酮类药物是蛋白质合成抑制剂，与 50S 核糖体亚基结合，阻碍形成稳定的 70S 起始复合物并阻止翻译。该结合点与其他抑制蛋白质合成制剂的结合点是不同的。

抗菌谱

良好:MSSA、MRSA、链球菌(包括耐多药的肺炎链球菌)、肠球菌(包括 VRE)、诺卡菌。

中等:部分非典型病原体、结核分枝杆菌。

差:所有革兰阴性菌、厌氧菌。

不良反应

两种药物通常耐受性良好,但会引起骨髓抑制,最常见的是血小板减少。骨髓抑制往往发生于使用利奈唑胺治疗≥2 周的情况,需要监测。特地唑胺也有同样的不良反应,虽然较长治疗时间的研究十分有限。利奈唑胺造成已知的外周神经病变或乳酸酸中毒可能发生在更长期的治疗后(数月),因为其对线粒体有毒性。

■ 注意事项

● 利奈唑胺、特地唑胺的生物利用度超过 90%,大大提高了口服制剂的疗效。

● 利奈唑胺是单胺氧化酶(MAO)的抑制剂,如果与选择性5-羟色胺再摄取抑制剂(SSRI)等 5-羟色胺类药物同时服用,可能导致 5-羟色胺综合征,尽可能避免合用。最近的证据表明,这种反应并不常见,但确实发生了。动物模型已经表明,特地唑胺有较小的 MAO 抑制作用,但人类的研究数据有限。

● 利奈唑胺经肝肾双重消除,当患者肾功能或肝功能不全时剂量不需要调整。特地唑胺主要由肝脏排出,其在尿液中的浓度不足以处理尿路感染。

- 一项研究对比了治疗皮肤及软组织感染,特地唑胺为期 6 天的方案与利奈唑胺为期 10 天的方案,结果显示短疗程效果更好,但与其他药物联合治疗也可能缩短疗程。

- 利奈唑胺过去的价格一直非常昂贵,但最近已成为常规药物,价格大幅下降。总之,口服制剂比居家输注万古霉素和专人护理更便宜、更方便。

适应证

这些药物适用于治疗由耐药革兰阳性菌引起的感染,如 MRSA、VRE。利奈唑胺对肺炎、皮肤及软组织感染、尿路感染等有效。特地唑胺目前只用于皮肤及软组织感染,但可能对其他类型感染也有效。

要点

要监测患者的骨髓抑制,特别是在长期治疗期间,应尽可能避免利奈唑胺与 5-羟色胺类药物联用。记住,许多 SSRI 有很长的半衰期,所以简单地停止使用 SSRI 并不能避免潜在的相互作用。如果不能避免这种相互作用,则应监测患者 5-羟色胺综合征的相关体征和症状。

硝基咪唑类

第 15 章

药物：甲硝唑、替硝唑

硝基咪唑类药物可清除青霉素、头孢菌素、氟喹诺酮、大环内酯等大多数抗菌药所不能覆盖的病原体。担心厌氧菌吗？硝基咪唑类药物可以解决。考虑寄生虫引起患者腹泻？试试甲硝唑或替硝唑，替硝唑与甲硝唑有相似的抗菌谱活性，但仅批准用于治疗寄生虫感染。当然，如果患者使用广谱抗生素而出现(轻度)艰难梭菌感染腹泻，需要使用甲硝唑。记住这类药物的局限性：对需氧菌，即葡萄球菌、链球菌、大肠杆菌等没有足够活性。

作用机制

厌氧菌和原虫(而非需氧菌)会激活硝基咪唑分子的一部分，形成自由基，这种自由基被认为会破坏 DNA 并导致细胞死亡。

抗菌谱:甲硝唑

良好:革兰阴性和革兰阳性厌氧菌,包括拟杆菌属、梭形杆菌属和梭菌属;原虫,包括滴虫、内阿米巴属和贾第虫。

中等:幽门螺杆菌。

差:任何需氧菌,口腔内的厌氧菌(消化链球菌、放线菌、丙酸杆菌)。

不良反应

胃肠道:恶心、呕吐、腹泻,伴随口腔金属味,这些不良反应在使用甲硝唑时并不少见。使用甲硝唑更严重的不良反应(如肝炎和胰腺炎)是罕见的。

神经系统:偶尔会报告与甲硝唑剂量相关的可逆周围神经病变,还有非常罕见的意识障碍和癫痫病例。

■ 注意事项

● 甲硝唑因其对乙醛脱氢酶的抑制作用,与酒精同服时会引起双硫仑反应。在服用甲硝唑的同时必须让患者戒酒。与华法林的相互作用更值得关注,因其抑制华法林的代谢,使华法林的抗凝作用增强,需要密切监测,可能需要减少华法林的剂量。

● 甲硝唑具有极好的(接近100%)口服生物利用度,并且没有氟喹诺酮药物的螯合问题。因此,一旦患者耐受口服药物,就应将其从静脉注射改为口服甲硝唑。

● 对甲硝唑耐药的艰难梭菌不常见,但这种感染治疗失败较为常见。这种病原菌可以作为一种耐药的孢子存在,在治疗结束后再次复发。中度至重度艰难梭菌感染的患者,或轻度感染复发一次以上的患者,应采用口服万古霉素或非达霉素治疗。

适应证

其适用于治疗确定的或可疑的腹腔厌氧菌感染,在必要时应联合使用一种覆盖需氧菌的药物。其也被用于治疗阴道滴虫病和敏感病原体引起的消化道感染(阿米巴病、贾第虫等)。甲硝唑也是治疗幽门螺杆菌引起的消化道溃疡的组成药物之一,需要与其他抗菌药和抗酸药联用。其也是治疗轻度至中度艰难梭菌感染的一种选择。

要点

人类的消化道菌群是一个脆弱的生态系统,扰乱该系统会给患者带来危险。甲硝唑影响正常的消化道菌群(主要为厌氧菌),会使患者定植难以处理的菌群(如 VRE)。因此,要确定是否真的需要覆盖厌氧菌。

硝基呋喃类和磷霉素

第 16 章

药物：呋喃妥因、磷霉素

随着泌尿系统病原菌（主要是大肠杆菌）耐药性的增加，首先是 TMP/SMX，近年来是氟喹诺酮类药物，临床需要寻找新的方法来治疗非复杂性膀胱炎。呋喃妥因和磷霉素虽然结构不相似、作用机制不同，但它们具有相似临床用途。它们保持了良好的抗大肠杆菌活性（在大多数研究中>90%），也充分覆盖其他常见社区获得性尿路感染病原菌。然而，由于药代动力学的限制，其仅限于治疗下尿路感染。因此，呋喃妥因和磷霉素不应用于更严重的尿路感染（UTI），如肾盂肾炎和尿脓毒症。在其他国家可用静脉注射磷霉素治疗更严重的革兰阴性菌感染，但遗憾的是，目前在美国还不可用。

作用机制

磷霉素以不同于 β–内酰胺和糖肽的方式抑制细菌细胞壁的合成，阻止了构成肽聚糖模块的生成。呋喃妥因的作用机制不

115

明确。

抗菌谱

良好:大肠杆菌、腐生葡萄球菌。

中等:柠檬酸杆菌、克雷伯菌、变形杆菌、肠球菌、假单胞菌(磷霉素)、沙雷菌(磷霉素)。

差:不动杆菌。

不良反应

胃肠道:使用这些药物偶尔有恶心和呕吐的症状表现。与食物一起服用可能会减少这些反应。

肺部:呋喃妥因可引起两种罕见但严重的肺毒性症状。首先是急性肺炎,表现为咳嗽、发热和呼吸困难,这种反应通常在停药后不久就会消失。还可发生慢性肺纤维化,最常见的原因是长期使用呋喃妥因,停药后肺功能恢复有限。

■ 注意事项

• 需要再次强调的是,呋喃妥因和磷霉素在美国的市售剂型对下尿路以外的感染无效。这些药物需要高浓度以达到抗菌活性,只有当它们浓集在尿液中时才能达到。注意:这也意味着肾功能不全的患者(如肌酐清除率<50mL/min),尿液中药物浓度积累可能不足,无法发挥作用。在这些患者中尤其要避免使用呋喃妥因。

• 呋喃妥因有两种制剂,晶体形式(Macrodantin)和大结晶/一水合物形式(Macrobid)的。前者是每天服用 4 次,后者是每天服用 2 次。磷霉素在美国只有一种粉末制剂,患者在服用前将其加在水中。

  ● 一项研究表明,可以使用呋喃妥因 5 天疗程,代替传统的 7 天方案。这种更短的方案可能使呋喃妥因治疗方案更适合那些习惯了其他尿路感染药物 (TMP/SMX 和氟喹诺酮)3 天疗程的患者。磷霉素的使用时间更短,其经批准的治疗单纯膀胱炎的方案为单剂量。

适应证

  其适用于治疗肾功能良好患者的非复杂性膀胱炎(呋喃妥因或磷霉素),以及预防非复杂性下尿路感染的复发(呋喃妥因)。

要点

  再次强调,除了膀胱炎,不要将此类药物用于治疗其他疾病。呋喃妥因或磷霉素用于治疗肾盂肾炎或尿脓毒症时通常无效。

链阳霉素类

第 17 章

药物:奎奴普丁/达福普汀

随着葡萄球菌和肠球菌耐药性的增加，导致制药公司增加了对药物研发的投入,以应对这些耐药菌引起的感染。这一类治疗 MRSA、VRE 感染的药物是奎奴普丁/达福普汀。这种药物是由两个不同的链阳霉素结合而成的。其中每个独立的链阳霉素是抑菌剂,当结合在一起产生协同作用,对某些革兰阳性球菌有杀菌活性。因此,这种药物的商品名为"Synercid"(共杀素)。最初常被使用的是奎奴普丁/达福普汀,特别是用于治疗 VRE 感染,但随着市场上出现其他药物,其使用已经减少。目前已经研发出其他链阳霉素类药物,并用于促进动物生长发育,这种做法在现代农业中存在争议,但很常见(在美国,超过 50% 的抗生素被这样使用)。

作用机制

奎奴普丁/达福普汀结合到细菌核糖体 50S 亚基上的不同

位点,阻碍细菌蛋白质合成。

抗菌谱

良好:MSSA、MRSA、链球菌、屎肠球菌(包括耐万古霉素的菌株)。

差:粪肠球菌、任何革兰阴性菌。

不良反应

奎奴普丁/达福普汀可引起静脉炎,理想情况下应通过中心静脉给药。肌肉疼痛和关节疼痛发生率较高,这也影响了治疗的耐受性。奎奴普丁/达福普汀也抑制细胞色素 P450 3A4,因此,临床医生需要注意潜在的药物相互作用。

■ 注意事项

• 奎奴普丁/达福普汀只能与 5% 葡萄糖水溶液(D5W)混合使用。当与生理盐水混合时,药物会析出并结晶,即使用生理盐水冲洗患者的静脉输液管也会发生。一定要确保护理人员知道如何用 D5W 或其他不含盐的稀释剂冲洗输液管路。这种药物不能口服。

• 奎奴普丁/达福普汀可引起明显的肌肉疼痛和关节疼痛,不应被忽视。也许可以通过减少剂量来缓解,但这可能会影响疗效。

• 由于初步批准后缺乏随访数据,说明书的适应证中已删除了治疗万古霉素耐药的屎肠球菌感染。其已不再是治疗 VRE 感染的一线药物。

适应证

这种药物适用于治疗对其他药物无效或不耐受的、由 MRSA 或屎肠球菌引起的感染。

要点

奎奴普丁/达福普汀对粪肠球菌无抗菌活性。这是两种最常见的肠球菌(粪肠球菌和屎肠球菌),粪肠球菌在大多数医院更为常见,但它对万古霉素的耐药性较低。由于这个原因,奎奴普丁/达福普汀应被用作肠球菌的目标性治疗,而不是经验性治疗,除非强烈怀疑是屎肠球菌引起的感染。利奈唑胺和达托霉素没有这个问题,通常是更好的治疗选择。

环脂肽类

第 18 章

药物:达托霉素

达托霉素是唯一市售的环脂肽类药物。与其他抗生素相比,它具有独特的作用机制和靶点。达托霉素与革兰阳性菌的细胞膜结合,削弱细胞膜的保护作用,使一些必需离子从病原菌中释出,导致细胞膜电位的快速去极化和终止细胞形成的必须过程,并导致细胞死亡。有趣的是,达托霉素并非像 β–内酰胺那样使细菌"裂开",而是维持死亡细菌的完整。

作用机制

达托霉素插入革兰阳性菌的细胞膜, 导致维持细胞膜极化的胞内阳离子外渗,最终导致快速去极化和细胞死亡。

抗菌谱

良好:MSSA、MRSA、链球菌。

中等至良好:肠球菌(包括 VRE)。

差:任何革兰阴性菌。

不良反应

达托霉素可影响骨骼肌,表现为肌肉疼痛、无力,或横纹肌溶解症。为了监测这种不良反应,应在治疗期间每周检查肌酸激酶(CK)浓度。每天给药不超过 1 次或根据肾功能调整给药间隔可降低相关毒性。据报道,达托霉素可导致嗜酸性肺炎。

■ 注意事项

● 达托霉素对包括 VRE 和 MRSA 在内的许多革兰阳性菌有效。其已被证实对葡萄球菌性心内膜炎(特别是右心内膜炎)有效,针对该适应证的抗菌药很少。

● 对达托霉素耐药的情况并不常见,但也有报道。在使用达托霉素之前,请核实实验室检测分离株对达托霉素的敏感性。由于尚未确定标准的耐药 MIC,实验室可能会将分离株报告为"不敏感",而更糟糕的是,如果它们不在敏感范围,则根本不会在报告中体现。需要向实验室咨询有关敏感性检测过程的具体信息。

● 虽然达托霉素在肺部渗透性良好,但不能用于治疗肺炎。人类肺表面活性物质与达托霉素结合,可使其失活。早期临床试验显示达托霉素治疗肺炎患者预后不良。

● 达托霉素的 FDA 批准剂量为每天 4~6mg/kg。一些研究表明, 比这个范围更高的剂量可能更有效, 且不会导致更多的毒性。因此,尽管在这里我们不做推荐,但在临床实践中治疗难治性感染的剂量可能高达每天 12mg/kg。

● 有研究显示,达托霉素和某些 β-内酰胺之间存在协同作用,甚至在 β-内酰胺耐药的病原菌中也存在,如 MRSA 和 VRE。

适应证

耐革兰阳性菌和葡萄球菌菌血症所致的皮肤及软组织感染,包括右心内膜炎。达托霉素也可用于肠球菌感染,尽管没有明确或充分研究。

要点

使用达托霉素的患者应监测其 CK 浓度和肾功能, 特别是当他们使用其他对骨骼肌有毒性的药物, 如 HMG-CoA 还原酶抑制剂。

叶酸拮抗剂

药物：甲氧苄啶/磺胺甲噁唑（TMP/SMX）、氨苯砜、乙胺嘧啶、磺胺嘧啶、磺胺多辛

复方制剂 TMP/SMX 是最常用的叶酸拮抗剂，对细菌和寄生虫/真菌均有活性。TMP/SMX 曾被认为是一种广谱抗生素，后来由于抗生素耐药问题日益严峻，其使用被边缘化，但是它仍然是许多适应证的首选药物。其耐药性存在地域差异，因此，在使用 TMP/SMX 作为经验性治疗之前，请考虑当地的抗菌谱。其他药物用于治疗抗寄生虫/真菌感染。以下内容除另有说明外，均指 TMP/SMX。

作用机制

这些药物抑制叶酸生物合成过程，消耗已有核苷并最终抑制敏感病原菌 DNA 合成。

抗菌谱

良好：金黄色葡萄球菌(包括许多 MRSA 菌株)、流感嗜血杆菌、嗜麦芽窄食单胞菌、李斯特菌、肺孢子菌(以前被称为卡氏肺囊虫)、刚地弓形虫(乙胺嘧啶和磺胺嘧啶)。

中等：肠道 GNR、肺炎链球菌、沙门菌、志贺菌、诺卡菌、化脓性链球菌。

差：假单胞菌、肠球菌、厌氧菌。

不良反应

皮肤：TMP/SMX 常引起皮疹，通常是因为其成分中的磺胺甲噁唑。皮疹在 HIV/AIDS 患者中更为常见。虽然这些皮疹通常并不严重，但也会发生危及生命的皮肤反应，如中毒性表皮坏死松解症和 Stevens–Johnson 综合征。

血液：TMP/SMX 可导致剂量依赖性骨髓抑制，特别是在使用高剂量治疗肺孢子菌感染时。

肾脏：令人困惑的是，TMP/SMX 可导致真性肾衰竭和假性肾衰竭。成分中的 SMX 可引起结晶尿和 AIN，导致急性肾衰竭；但是 TMP 阻断肌酐分泌，可导致血清肌酐增加，而并不会真正降低肾小球滤过率。TMP 也会引起高钾血症，其方式与保钾利尿(如氨苯蝶啶)类似。

■ 注意事项

• 多年来，TMP/SMX 是治疗女性急性非复杂性膀胱炎的标准一线方案。然而，指南建议，在大肠杆菌耐药率大于 20% 的地区，应使用替代药物(如呋喃妥因)。TMP/SMX 至少不能用于复杂性尿路感染(肾盂肾炎或尿脓毒血症)的经验性治疗。

* TMP/SMX 的两个组分的比例固定为 1:5。剂量取决于 TMP。口服片剂有两种剂量:单剂量(80:400mg,TMP:SMX)和双剂量(160:800mg,TMP:SMX)。TMP/SMX 口服生物利用度良好,当患者能耐受口服药物时可转换为口服治疗。

* TMP/SMX 和华法林有显著的药物相互作用,可导致凝血酶原时间高于预期。如果可能,使用华法林的患者应避免使用 TMP/SMX。如果必须联合用药,需要密切监测患者的国际标准化比值。

* TMP/SMX 在 IV 溶液中相对难以溶解,需要大量的溶液稀释。请注意,液体量可能相当多,特别是对于容量负荷过大的患者,如心力衰竭患者。

* 引起门诊 MRSA 感染的主要 MRSA 菌株对 TMP/SMX 非常敏感。该菌株容易引起皮肤感染伴脓肿,通常是较大的脓肿。TMP/SMX 是治疗葡萄球菌皮肤感染的良好选择,但必须对脓肿进行引流。

适应证

TMP/SMX 可用于治疗非复杂性下尿路感染(低耐药地区的经验性治疗,无论何时均需要证实敏感性)、预防尿路感染复发、治疗李斯特菌脑膜炎、治疗和预防肺孢子菌肺炎,以及治疗弓形虫脑膜炎。TMP/SMX 也是治疗细菌性前列腺炎、伤寒和耐甲氧西林金黄色葡萄球菌感染的替代药物。磺胺嘧啶用于治疗弓形虫病。

要点

对 TMP/SMX 过敏的患者可能对其他含磺酰胺结构的药物交叉过敏,如呋塞米、磺胺嘧啶、乙酰唑胺、氢氯噻嗪和格列吡嗪。

林可酰胺类

第 20 章

药物：克林霉素

克林霉素被认为是万古霉素和甲硝唑的混合体，其具有两种药物的特性，但是，其并不比其中任何一种单用更好。克林霉素是治疗革兰阳性菌（如对 β-内酰胺过敏）的可选药物，但与万古霉素相比，其抗菌活性更多变，如抗 MRSA 和化脓性链球菌等病原菌。克林霉素也覆盖许多厌氧菌，但与甲硝唑相比，革兰阴性厌氧菌（如脆弱拟杆菌）有更高水平的耐药性。由于这些局限性和引起胃肠道毒性的倾向，克林霉素最好用于非严重的皮肤和口腔感染的经验性治疗，或敏感性已知的目标治疗。

作用机制

克林霉素在核糖体 50S 位点结合，紧邻大环内酯结合的位点，通过阻止核糖体继续在蛋白质链中插入另一个氨基酸来阻碍蛋白质的合成。

抗菌谱

良好:许多革兰阳性厌氧菌、疟原虫(疟疾)、化脓性链球菌。

中等:金黄色葡萄球菌(包括许多 MRSA)、革兰阴性厌氧菌、沙眼衣原体、卡氏肺孢子菌、放线菌、弓形虫。

差:肠球菌、艰难梭菌、革兰阴性需氧菌。

不良反应

胃肠道:腹泻是克林霉素最常见的不良反应之一。克林霉素本身可以引起相对良性的、自限性的腹泻,也可引起艰难梭菌导致的更严重的腹泻。艰难梭菌相关腹泻和结肠炎可在克林霉素治疗期间或之后发生,并可能危及生命。腹泻患者需要评估艰难梭菌感染情况,特别是当腹泻严重,伴随发热或克林霉素持续治疗时。

皮肤:克林霉素可导致皮疹,但严重症状如 Stevens-Johnson 综合征的皮疹非常罕见。

■ 注意事项

• 克林霉素是治疗葡萄球菌感染的合理替代药物;然而,在解释这些分离菌的抗菌药敏感性时必须谨慎。有相当一部分对克林霉素敏感但红霉素耐药的病原体可能含有一种耐药基因,这可能导致在治疗期间对克林霉素产生高水平的耐药。在使用克林霉素之前,应该对耐红霉素、克林霉素敏感的菌株进行 D-试验。如果 D-试验为阳性,则存在克林霉素诱导耐药,不应使用克林霉素。

• 克林霉素可抑制蛋白质合成和对静止期病原菌的活性，已被用于治疗坏死性筋膜炎和其他毒素介导的疾病。在治疗这类感染时，考虑在 β−内酰胺的基础治疗中加入克林霉素。

• 克林霉素口服生物可利用度接近 100%，但口服剂量一般低于静脉剂量，以提高胃肠道耐受性。

• 许多社区获得性 MRSA 感染对克林霉素敏感，但不像 TMP/SMX 那么敏感。

适应证

克林霉素可用于治疗皮肤和软组织感染、口腔感染、腹腔内厌氧感染。其也可用于治疗局部痤疮。克林霉素是治疗卡氏肺孢子菌肺炎的二线药物（与伯氨喹联用）。其还可与其他药物联用治疗疟疾、细菌性阴道炎和预防细菌性心内膜炎。

要点

几乎所有的抗生素都与艰难梭菌感染风险增加有关；然而，一些研究表明克林霉素的风险可能特别高。虽然克林霉素是一种方便且相对耐受性良好的药物，但正因为这种风险，更不应轻易使用它。

多黏菌素类

第 **21** 章

药物：黏菌素（黏菌素钠）、多黏菌素 B

多黏菌素是一种较古老的抗生素，数年前就几乎停止了全身使用，取而代之的是"更安全"的氨基糖苷类抗生素。不幸的是，细菌耐药性的不断发展迫使医学界重新使用黏菌素和多黏菌素 B 来治疗耐药的革兰阴性菌感染。但是，存在的问题是，这些药物没有经过严格的现代药物审批程序的评估，药代动力学和药效学数据有限。但是，其治疗高度耐药革兰阴性菌，如鲍曼不动杆菌、铜绿假单胞菌和碳青霉烯耐药肠杆菌（CRE）（如肺炎克雷伯菌）引起的感染有效。

作用机制

多黏菌素与革兰阴性菌的外膜结合，破坏膜稳定性并导致细胞内容物外漏。

抗菌谱

良好:许多 GNR,包括多药耐药的鲍曼不动杆菌、铜绿假单胞菌和肺炎链球菌。

中度:嗜麦芽窄食单胞菌。

差:所有革兰阳性菌、厌氧菌、变形菌、普鲁威登菌、伯克霍尔德菌、沙雷菌和革兰阴性球菌。

不良反应

肾脏:使用多黏菌素类药物最常见的不良反应是急性肾小管坏死引起的肾毒性。急性肾损伤在临床应用中经常发生,但多黏菌素引起毒性的发生率难以估计,因为最近的多黏菌素研究是对危重患者抢救治疗的非对照性评价。一些研究表明,多黏菌素 B 比黏菌素的肾毒性小。尽可能避免同时使用肾毒性药物。

神经系统:使用多黏菌素类药物的神经毒性较少见,可表现为头晕、虚弱、感觉异常或精神状态改变。神经肌肉阻滞也可导致致命的呼吸暂停。

■ 注意事项

● 黏菌素和多黏菌素 B 是非常相似的药物。黏菌素可能具有更高的活性,但以黏菌素钠的形式系统性给药。黏菌素在体内转化为活性黏菌素。大肠杆菌素通过肾脏清除,只有未被清除的部分转化为黏菌素。在美国,它通常是以"黏菌素碱活性"的毫克数给药(约 400mg 黏菌素酯=150mg 黏菌素碱活性),尽管每位患者的实际剂量不同。黏菌素本身并没有被系统地使用。大多数文献提到"黏菌素"(包括本书)时,实际上指的是"黏菌素钠"。

- 多黏菌素的一个不同之处在于药代动力学。如上所述,黏菌素作为经肾脏消除的前药。多黏菌素 B 以活性形式给药,药代动力学更可预测。两种药物都应按负荷剂量给药。

- 多黏菌素 B 不经肾脏消除,现代药代动力学研究表明,肾功能不全时不需要调整其剂量。其不太可能成功地治疗尿路感染(UTI)。

- 不同国家使用不同的剂量标准,美国的配方是以黏菌素碱活性的"mg"为单位,而欧洲和世界上许多其他地区的剂量是国际单位。当进行比较时,必须要知道 1mg 黏菌素碱的活性相当于约 30 000U。实际上计算结果约为 33 333U,但很多参考文献都采用四舍五入的方法。

- 黏菌素剂量的两种总结方法:

  - 1 000 000U ≈ 80mg 甲磺酸多黏菌素 ≈ 30mg 黏菌素碱活性。

  - 1mg 黏菌素碱活性 ≈ 2.7mg 甲磺酸多黏菌素 ≈ 30 000U。

- 永远不要用甲磺酸黏菌素的毫克数来开具处方或推荐黏菌素的剂量。这可能导致致命错误。

- 说到易混淆的剂量规格,多黏菌素 B 的剂量单位可以是"mg"或"U"。注意,1mg=10 000U。

- 因为多黏菌素类药物通常是最后防线的抗生素,它们经常与其他药物联合使用。多黏菌素和利福平、美罗培南等其他药物的联合使用可能比单独使用黏菌素更好,该领域仍需要进一步研究。

- 黏菌素的口服制剂仅用于肠道净化,如在胃肠道手术前。治疗系统性感染时不要试图从静脉注射改为口服黏菌素。

- 多黏菌素雾化用于减少革兰阴性菌(主要是假单胞菌)在某些患者,特别是囊性纤维化患者中的定植。因此,应该在用药前做好准备。一些专家也使用雾化药物治疗肺炎,尽管这种做法的证据并不充分。

适应证

多黏菌素可用于治疗多药耐药革兰阴性菌感染,包括肺炎、菌血症、败血症和复杂性尿路感染。由于对多黏菌素的研究较少,如果病原菌敏感,应使用其他药物。

要点

虽然对多黏菌素肾毒性的评估各不相同,但其发生率相当高,特别是在那些可能无法耐受多黏菌素的肾损伤的危重患者中。使用多黏菌素时应密切监测患者的肾功能,尽可能避免使用其他肾毒性药物,包括万古霉素。

非达霉素

第 22 章

药物:非达霉素

非达霉素是一种新的抗生素,只有一个适应证,即治疗艰难梭菌感染。它是一种不可吸收的大环类抗生素,抗菌谱窄,是治疗艰难梭菌感染的理想药物,因为它能维持胃肠道正常菌群,使其在治疗期间得以恢复。

作用机制

非达霉素是一种具有杀菌作用的核糖体蛋白合成抑制剂。其被 FDA 列为大环内酯类,但与其他大环内酯类药物不同的是,它不经胃肠道吸收,能够杀死敏感病原菌。

抗菌谱

良好:艰难梭菌。

差:任何其他病原菌,包括拟杆菌和肠杆菌。

不良反应

作为一种非吸收性抗生素，预测非达霉素几乎没有系统性的不良反应。临床试验报告的大多数不良反应与艰难梭菌感染有关，包括恶心、腹泻、腹痛和痉挛。还需要积累更多的经验，进一步对非达霉素的不良反应进行分类。

■ 注意事项

● 在与万古霉素胶囊的临床对照试验中，非达霉素表现出与口服万古霉素相似的临床疗效。然而，其在预防艰难梭菌感染复发方面具有优势，可能是复发高风险患者的首选。

● 当与万古霉素或甲硝唑共同口服时，非达霉素在保留胃肠道正常菌群方面的优势可能被忽略。两种药物并非总是比单用一种好，应该避免联合用药。

● 目前，非达霉素价格昂贵。患者援助计划可以帮助那些需要的患者获得药物。这种药物的高成本比艰难梭菌复发后的住院费用便宜，但确定非达霉素适当的使用人群是一个挑战。

适应证

非达霉素适用于治疗艰难梭菌感染，从腹泻到假膜性结肠炎。

要点

非达霉素在降低艰难梭菌感染复发方面有重要作用，但考虑其成本，则需要明确哪些患者最有可能受益。

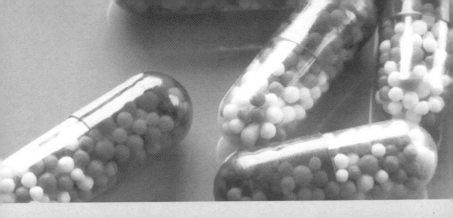

第 **3** 部分

抗分枝杆菌药

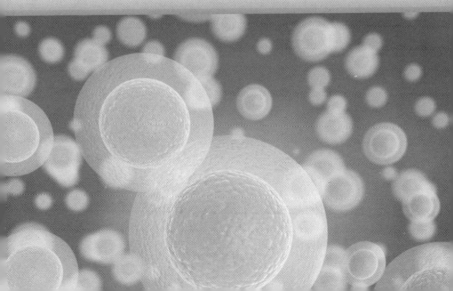

抗分枝杆菌药

第 **23** 章

■ 抗分枝杆菌药简介

结核病是由结核分枝杆菌引起的疾病，是世界上最可怕的传染病之一。结核病和其他分枝杆菌感染由于多种原因难以治疗。分枝杆菌的复制比"典型"细菌慢，如大肠杆菌或金黄色葡萄球菌，看起来似乎使疾病更容易控制，但实际上因为快速分裂的细胞代谢活跃，对抗生素化疗敏感，使药物治疗更加困难。

分枝杆菌也可以处于休眠状态，这使得其对几乎所有的抗生素都耐药。在宿主体内，分枝杆菌可存在于人类细胞内，因此细胞内渗透性差的抗生素无效。分枝杆菌的细胞壁在结构上也不同于典型的革兰阳性菌和革兰阴性菌。分枝杆菌的最外层由磷脂和分枝杆菌酸组成，形成一层蜡质层，可以抵抗抗生素的渗透。阿拉伯半乳聚糖和肽聚糖是分枝杆菌细胞壁的多糖成分，肽聚糖不易接触 β-内酰胺类抗生素，所以 β-内酰胺类抗生素对分枝杆菌的活性很差。图 23-1 显示了分枝杆菌的基本结构。

分枝杆菌病的药物治疗很复杂。对于活动性感染的患者，通常需要联合用药，以使耐药最小化和缩短治疗时间。这些联合用

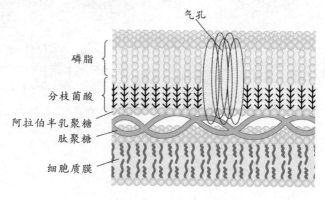

气孔

磷脂

分枝菌酸

阿拉伯半乳聚糖

肽聚糖

细胞质膜

图 23-1 分枝杆菌细胞壁。

药之间,以及患者使用的其他药物间经常发生药物相互作用(部分原因是免疫功能低下的患者特别容易感染分枝杆菌,他们所服用的药物往往有许多相互作用)。由于分枝杆菌生长缓慢,标准的药敏试验需要数周(而不是数天)的时间来进行,所以经验性治疗方案通常会延长治疗时间。对于活动性肺结核感染患者的治疗标准是从四联药物方案开始,所以依从性和密切观察药物相互作用非常重要。

本书第 3 部分讨论了治疗结核和鸟分枝杆菌-胞内复合群(MAC)的一线药物。目前,有许多治疗结核病的二线药物;然而,由于多药耐药结核(MDR-TB)的治疗需要传染病专家的管理,因此,我们在本书中省略了这一内容——关于 MDR-TB 没有任何"简化"之处。以下抗分枝杆菌药列在抗菌药章节中:氟喹诺酮类(莫西沙星特别有效)、大环内酯类和氨基糖苷类药物。了解抗结核一线药物的毒性尤其重要,因为其特性各不相同。在医药学院和执业考试中,你可能会遇到很多关于这些特性的问题。

第 24 章

利福霉素

药物:利福平、利福布汀、利福喷丁、利福昔明(不用于分枝杆菌感染)

利福霉素是治疗肺结核和 MAC 的基石，是抑制 DNA 转录到细菌信使 RNA 的蛋白质合成抑制剂。利福平(欧洲文献中称其为"rifampicin")是结核病药物治疗中最重要的两种药物之一。利福霉素是细胞色素 P450 系统的有效诱导剂,服用利福霉素的患者应该经常筛查药物的相互作用。利福霉素除了具有抗分枝杆菌的活性外,还对许多"典型"细菌具有活性,有时还被应用于其他疗法中,特别是用于治疗难治的 MRSA 感染。

作用机制

利福霉素是蛋白质合成抑制剂，通过抑制 RNA 聚合酶,并通过阻断信使 RNA 的产生来阻止转录。这将它们与其他抑制翻译的蛋白质合成抑制剂区分开来。

抗菌谱

良好:多数分枝杆菌。

中等:葡萄球菌、不动杆菌、肠杆菌科。

差:单药治疗"典型"细菌、某些罕见的分枝杆菌。

不良反应

利福霉素通常耐受良好,最显著的是其强大的 CYP450 诱导作用。其对代谢的强大诱导可能导致其他药物的浓度低于治疗水平,从而导致灾难性的临床结局,如癫痫失控(抗惊厥药)或器官排异(抗排异药)。利福平会把分泌物(尿液、眼泪等)染成橙红色,还会使隐形眼镜染色,在利福平治疗期间不应佩戴隐形眼镜。不过,这种影响是非永久性的,也是无害的,患者应了解这一点。利福霉素也会引起肝毒性。其他不良反应包括皮疹、恶心、呕吐和过敏反应(通常是发热)。

■ 注意事项

● 利福平是治疗肺结核的首选药物,利福布汀是治疗 MAC 的首选药物,尽管这两种药物对两种病原体都有活性。MAC 感染在 HIV 患者中最为常见, 他们经常接受经 CYP450 代谢的抗反转录病毒治疗。由于利福布汀对 CYP450 的诱导作用不如利福平,因此其更常用于 MAC 感染,以最大限度地减少这一人群中药物相互作用的影响。

● 利福平(或利福布汀)是治疗结核病最重要的两种药物之一(另一种是异烟肼)。如果一个结核分枝杆菌株对利福平耐药,那么药物治疗成功的可能性就会降低, 而且需要转向更复杂的治疗方案,且持续更长时间。

- 全身应用利福霉素均可诱导 CYP450 酶,并可通过其他肝脏途径诱导药物代谢。在开始使用利福霉素时,要筛查药物相互作用。

- 利福布汀对 CYP450 代谢的诱导作用不如利福平,但其仍然是一种潜在的诱导剂,需要仔细核查其与患者给药方案的潜在相互作用。

- 利福喷丁是二线药物,每周服用 1 次。其与利福平和利福布汀具有相同的敏感性,这意味着如果一个分离株对一种药物耐药,则对所有药物都耐药。最近的指南建议将其与异烟肼联用,作为每周 1 次治疗潜伏性肺结核的方案。

- 利福昔明是一种口服不吸收的利福霉素,仅用于治疗或预防胃肠道疾病。其不用于治疗分枝杆菌感染,这里将其列出仅为了完整性。

- 利福平不能单药治疗活动性肺结核,但可以单药治疗潜伏性肺结核感染。

适应证

其可与其他药物联合治疗活动性肺结核和 MAC;治疗潜伏性肺结核;特定细菌感染(最明显的细菌感染涉及人工材料,如人工髋关节或心脏瓣膜,与标准抗菌药联合使用)。

要点

确保患者知晓他们的尿液和其他分泌物可能会变成橙红色或红色。大多数患者会因此感到很意外,如果没有说明,可能会导致完全不必要的急诊就诊!

异烟肼

第 25 章

药物:异烟肼

异烟肼仅对结核分枝杆菌和相关的堪萨斯分枝杆菌有效，但它是抗结核治疗中最重要的两种药物之一（另一种是利福平），对活跃生长和休眠的分枝杆菌均有效。其可用于治疗活动性肺结核和潜伏性肺结核。

作用机制

异烟肼通过抑制催化分枝菌酸合成的酶，进而阻止其在细胞壁中合成。

抗菌谱

异烟肼仅对结核分枝杆菌和堪萨斯分枝杆菌有效。

不良反应

　　与其他结核病药物一样,异烟肼也存在肝毒性问题。许多患者在治疗早期就会出现无症状的肝脏转氨酶升高。在大多数情况下,这些症状可自行缓解,患者可以继续完成治疗。但是,如果转氨酶水平高于正常上限的数倍,和(或)患者出现肝炎症状(恶心、腹痛、黄疸)时,必须停药以防止出现严重肝功能损伤。异烟肼的另一个特征性不良反应是周围神经病变。这可以通过给予吡哆醇(维生素 B_6)来预防,该药物推荐用于有神经病变风险的患者(如糖尿病患者、妊娠期女性、酗酒者)。其他较少见的神经毒性包括视神经炎和罕见的癫痫。使用异烟肼也可发生药物性狼疮,这些症状会随着治疗的停止而缓解,也可能出现过敏反应,常见皮疹或药物热。

■ 注意事项

　　● 异烟肼是治疗潜伏性肺结核的首选药物。潜伏性疾病可以使用单药方案,因为病原菌的载量远低于活动性肺结核,活动性肺结核使用单药可诱导耐药。

　　● 异烟肼是药物代谢基因多态性的典型实例。“快速乙酰化者”比“慢速乙酰化者”代谢异烟肼更快,但其临床意义尚不明确。开始使用异烟肼之前不定期进行基因检测。

　　● 异烟肼对生长的分枝杆菌有杀菌作用,也对休眠的分枝杆菌有抑菌作用。

　　● 应建议患者在服用异烟肼期间不要饮酒,这与降低抗生素有效性无关,而是为了防止增加额外的肝毒性风险。

适应证

异烟肼是活动性和潜伏性肺结核的首选药物。治疗活动性肺结核时必须与其他药物联合使用。推荐异烟肼和利福平的组合用于非多药耐药结核病的巩固阶段。

要点

尽管指南推荐仅在高风险患者中使用吡哆醇预防神经病变，但推荐所有接受异烟肼的患者使用吡哆醇也没有任何不良影响。不要将吡哆醇与吡嗪酰胺混淆(下一章中讨论)，并认为患者在使用这两种药物时不会混淆。大多数结核病患者应该在初始治疗阶段同时服用吡哆醇和吡嗪酰胺。

吡嗪酰胺

药物：吡嗪酰胺

吡嗪酰胺是治疗肺结核的一线药物。作为活动性肺结核初始四联药物治疗方案的一部分，其使总体治疗时间从 9 个月缩短到 6 个月。吡嗪酰胺对生长缓慢的结核分枝杆菌也有杀菌作用。吡嗪酰胺通常只在抗结核治疗的前 2 个月使用。

作用机制

吡嗪酰胺是一种前药，其作用机制尚不明确。目前认为其活性形式通过抑制脂肪酸合成酶 I 来阻止分枝菌酸的生成，不过可能还有其他作用机制。

抗菌谱

吡嗪酰胺仅对结核分枝杆菌有活性。

147

不良反应

　　吡嗪酰胺的主要不良反应是高尿酸血症和肝毒性。肝毒性(主要是肝炎)是剂量依赖性的,与以前使用的高剂量相比,现在使用的低剂量中肝毒性较不常见。高尿酸血症是可预测的,很少会诱发痛风而导致停用吡嗪酰胺和延长抗结核治疗时间。也会引发关节疼痛,但与高尿酸血症无关,可使用非处方止痛药来缓解。

■ 注意事项

　　• 有趣的是,吡嗪酰胺只在酸性环境下(pH 值<6)有效。这对某些疾病来说可能会有影响,但对于活动性肺结核形成的干酪样肉芽肿却非常有利。它在巨噬细胞内也发挥作用。
　　• 注意不要将该药与吡哆醇混淆,大多数活动性肺结核患者也服用吡哆醇来预防异烟肼引起的周围神经病变。

适应证

　　吡嗪酰胺的唯一用途是活动性结核的初始治疗。

要点

　　当患者使用吡嗪酰胺或接受任何一线抗结核治疗时,告诉他们需要向医生报告有关肝炎的任何迹象,包括深色尿、腹痛、食欲不振。

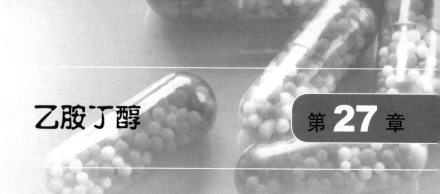

乙胺丁醇

第 27 章

药物:乙胺丁醇(EMB)

乙胺丁醇是治疗活动性肺结核和MAC感染的一线药物。与吡嗪酰胺一样，乙胺丁醇主要用于活动性肺结核的初始四联药物治疗阶段,但通常在治疗MAC期间使用。

作用机制

乙胺丁醇抑制阿拉伯转移酶Ⅲ,其可阻止阿拉伯半乳聚糖的合成。阿拉伯半乳聚糖是分枝杆菌(而不是"典型"细菌)细胞壁的组成部分,因此乙胺丁醇的抗菌活性仅限于分枝杆菌。

抗菌谱

结核分枝杆菌、鸟分枝杆菌-胞内复合群(MAC)、堪萨斯分枝杆菌。

不良反应

乙胺丁醇的典型不良反应是视神经炎，通常表现为视力下降或红绿色盲。这取决于剂量和治疗时间，一般是可逆的，但需要进行监测来检查这些问题。不建议 5 岁以下儿童使用乙胺丁醇，因为他们通常无法可靠地完成必要的视力检查。皮疹和药物热不常见。

■ 注意事项

• 乙胺丁醇耐受性良好，是治疗活动性肺结核联合方案"RIPE"(利福平、异烟肼、吡嗪酰胺、乙胺丁醇)中与肝毒性无关的一个组分。

• 乙胺丁醇可用作利福平的替代药物，用于在维持期(2 个月后)不能服用利福平的患者。然而，相对于利福平联合异烟肼，乙胺丁醇联合异烟肼的治疗时间必须延长。

• 乙胺丁醇是治疗 MAC 感染的主要一线药物之一(联合大环内酯和利福布汀)。

适应证

乙胺丁醇是治疗活动性肺结核和 MAC 感染的一线药物，可作为在维持期不能耐受利福平的患者的二线药物。

要点

要记住，乙胺丁醇可引起视神经炎。

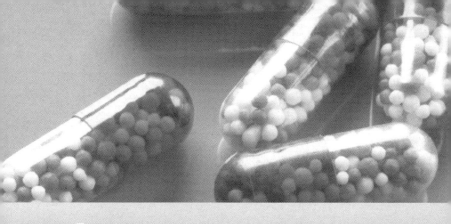

第 **4** 部分

抗真菌药

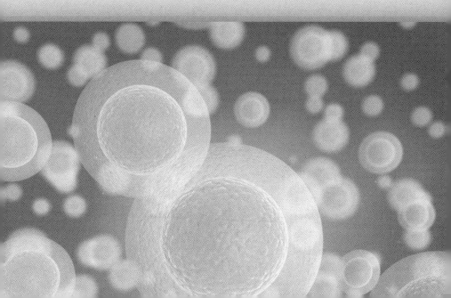

抗真菌药

第 28 章

■ 抗真菌药简介

真菌统治着自己的王国。这些腐生和寄生生物可能有数以百万种,但与细菌一样,仅有少数是病原体。对于大多数致病的真菌为机会致病真菌,需要一个易感宿主或屏障受损,才会导致感染。在某种程度上,系统性真菌感染的增加可以被看作是医学的进步,因为移植学、肿瘤学、风湿病学、新生儿学、老年医学和其他领域的进步已经为真菌创造了更多易感宿主。医疗真菌学的实践已有了很大进步。

微观的真菌存在两种基本形式:酵母菌和霉菌。表 28-1 列出了一些医学上重要的真菌。酵母菌是单细胞真菌,通过芽殖繁殖。当它们留在菌落中生长时,具有湿润、光泽的外观。霉菌是多种分枝菌丝的多细胞真菌, 可以通过将现有菌丝移位到一个新的区域或通过孢子形成和传播来繁殖(要知道,一个坏苹果真的会毁掉一堆苹果)。它们有相似的绒毛样的外表,比如经常在面包上看到的根霉"面包霉"。

除了这两种基本形式外, 还有以其中任意一种形式存在的

表 28-1 临床常见真菌

酵母菌	双相真菌	霉菌
念珠菌属	组织胞浆菌属	曲霉菌属
隐球菌属	芽生菌属	镰刀菌属
	球孢子菌属	丝孢菌属
	副球孢子菌属	毛霉菌

双相真菌。这些真菌通常在室温下是类霉菌,但在体温下是类酵母菌。它们经常被称为"地区性"真菌,因为它们在世界某些特定地区流行,例如,粗球孢子菌常出现在美国西南部和加利福尼亚州中部,也被称为"山谷热"。

酵母菌,尤其是念珠菌属,已经成为院内血流感染的主要原因。这使得它们成为值得我们关注的重要的致病菌。不幸的是,诊断侵袭性念珠菌感染极具挑战性:细菌培养出念珠菌可能仅代表定植,而非感染(如导尿管定植)。另一方面,深部念珠菌感染通常不能通过常规方法检测到,有时仅在尸体解剖时发现。霉菌通常在免疫受损宿主中发生侵袭性感染,但应关注不同程度免疫抑制的宿主,而不仅仅是关注免疫抑制最严重的宿主。双相真菌通常会引起轻微、自限性疾病,但有时也会导致致命的播散性疾病,特别是在免疫抑制患者中。

抗真菌药治疗有几个重要问题,使抗真菌治疗比抗细菌治疗更难。一个问题是病原体比细菌更难分离培养。这使得疑似侵袭性真菌感染时精准的初始经验性治疗变得尤为重要。预防性治疗也可以用于真菌感染高度易感人群,以防止真菌感染的发生。

抗真菌治疗的另一个问题是,大多数医学中心不进行抗真菌敏感性测试,这迫使医生根据种属去猜测可能的敏感药物,而不是根据测试结果。即使使用了"正确"的抗真菌药,宿主状态仍显著影响成功治疗侵袭性真菌感染的可能性。中性粒细胞减少患者真菌感染时，中性粒细胞的缓解是预测治疗成功的一个重要因素，免疫功能持续抑制的患者预后很差。因此，选择合适的抗真菌药很重要，但纠正患者特异性免疫缺陷对于增加成功的可能性同样重要，不管是拔除中央静脉导管或是减少免疫抑制剂的剂量。

杀灭细菌的药物有很多，系统性抗真菌药的数量则要少得多。真核真菌与原核细菌相比更难达到选择性毒性。一些新上市销售的药品改变了真菌感染的治疗方式。下面的章节将详细介绍这些药物。

多烯类

第 29 章

药物:两性霉素 B、两性霉素 B 脂质体、制霉菌素 (局部)

很多年来, 两性霉素 B 脱氧胆酸盐是很多系统性真菌感染的标准治疗药物,其抗菌谱广并且缺乏可用的替代药品。然而,两性霉素 B 有明显的毒性,主要是肾毒性和输注相关反应。为了使毒性减弱而研制出 3 种脂质形式:两性霉素 B 胶体分散剂 (ABCD)、两性霉素 B 脂质复合体(ABLC)和两性霉素 B 脂质体 (LAmB)。

自从棘白菌素类和广谱唑类抗生素上市, 两性霉素 B 制剂用量已明显减少,但仍可使用。两性霉素 B 对酵母菌及多种霉菌有活性,在多种疾病替代治疗中疗效肯定,有长期使用的历史,维持了它在抗真菌治疗中的地位。

作用机制

多烯类(如两性霉素 B)与真菌细胞膜的麦角甾醇结合,在细胞膜上形成气孔并且导致细胞内容物渗出,最终导致细胞死亡。

抗菌谱

良好：大多数念珠菌和曲霉菌、新型隐球菌、双相真菌，以及多种霉菌。

中等：毛霉菌属。

差：葡萄牙念珠菌、土霉菌。

不良反应

输液相关反应：两性霉素 B 制剂的输注相关反应包括发热、发冷、寒战。这些症状可以通过预防性使用对乙酰氨基酚、氢化可的松及其他药物来缓解。两性霉素 B 脂质体输注相关反应的发生率最低，两性霉素 B 胶体分散剂的发生率最高。

肾毒性：两性霉素 B 制剂的肾毒性很常见。其直接影响远端肾小管和间接影响传入小动脉的血管收缩，从而引起肾毒性，并且肾毒性也会导致镁和钾的流失，因此患者需要频繁补充。所有脂质制剂的肾毒性均低于传统的两性霉素 B 脱氧胆酸盐制剂，两性霉素 B 脂质体最低。

其他：使用两性霉素 B 制剂也可导致转氨酶升高及皮疹的发生。

剂量问题

两性霉素 B 有多个剂型，可能会引起剂量的混乱。两性霉素 B 脱氧胆酸盐的常规剂量是每天 0.5~1.5mg/kg，脂质制剂的剂量是每天 3~6mg/kg。不同脂质制剂间是否等价仍是一个有争议的问题，但大多数临床医生视其为等价。当两性霉素 B 脱氧胆酸盐使用脂质制剂的剂量时，即过量 3~5 倍，可发生药物过量致死。

注意所使用的制剂种类。

■ 注意事项

- 两性霉素 B 的肾毒性可以通过补钠的方法减弱，即在两性霉素 B 输注前后给予生理盐水。补钠是一种廉价且简单的保护肾脏的方法。
- 许多医生通过给予对乙酰氨基酚、苯海拉明和氢化可的松等药物减轻两性霉素 B 输注相关反应的发生率和严重程度。当寒战加重时常使用哌替啶治疗，但对于出现肾功能障碍的患者应慎用该药物，因为其具有神经毒性的代谢物经肾脏消除。
- 两性霉素 B 的不同脂质制剂之间是否存在疗效差异仍是一个有争议的问题，但在安全性方面确实存在差异。ABCD 的输注相关反应似乎最严重，而 LAmB 最低。所有脂质制剂的肾毒性均低于两性霉素 B 脱氧胆酸盐制剂，但 LAmB 似乎最低。
- 制霉菌素仅在局部使用，因为全身使用耐受性差。

适应证

两性霉素 B 制剂仍是治疗隐球菌脑膜炎及某些其他真菌所致严重感染的首选药物，如双相真菌和某些霉菌。由于其抗菌谱广，当可疑真菌感染，但感染病原体还未知时，选择它们也是合理的，如出现中性粒细胞减少伴发热时。因为有更新、更安全的药物，它们在治疗念珠菌和曲霉菌病中的应用已减少。

要点

注意复核两性霉素 B 的剂量，并确认你所使用的剂型。

抗真菌抗代谢药

第**30**章

药物:氟胞嘧啶(5-FC)

氟胞嘧啶最初是作为抗肿瘤药物进行研发的，但是与治疗癌细胞相比,研究人员发现它有更加显著的抗真菌活性。

作用机制

氟胞嘧啶在真菌细胞内脱氨基形成 5-FC,进一步转化为代谢产物,干扰蛋白和 DNA 的合成。

抗菌谱

良好:联合两性霉素 B,包括新型隐球菌和大多数念珠菌。
中等:单药治疗,包括新型隐球菌和大多数念珠菌。
差:霉菌、克柔念珠菌。

不良反应

　　氟胞嘧啶也被称为 5-FC,是用于真菌的氟尿嘧啶。通过这一点可以预测其不良反应。氟胞嘧啶仅用于治疗真菌的非首选方案,可造成严重的骨髓抑制,尤其是大剂量或长期使用时。其胃肠道反应更常见,但不太严重。

■ 注意事项

　　● 血药浓度监测适用于氟胞嘧啶:给药约 2 个小时后检测峰浓度。但是监测毒性不要仅依赖于氟胞嘧啶浓度,血液学参数的价值比药物浓度更重要。在大多数医院,氟胞嘧啶浓度需要"送出"实验室检测,获得结果需要 1 周,氟胞嘧啶的常规疗程是 2 周,所以氟胞嘧啶浓度监测的实用性很有限。

　　● 氟胞嘧啶通常不单独用于治疗侵袭性念珠菌感染,因为存在体内潜在耐药性。

　　● 氟胞嘧啶的最常见用途是与两性霉素 B 制剂联用来治疗隐球菌脑膜炎。尽管指南常规推荐这种联合方案,但是一些医生开始质疑氟胞嘧啶的使用价值。早期临床研究表明,虽然使用氟胞嘧啶有利于脊液培养转阴,但并没有明显的临床获益。然而,最近的研究显示使用氟胞嘧啶有生存获益。氟胞嘧啶可显著增加疗效,但在 HIV 感染高度流行的资源贫乏国家,患者通常很难获得或有能力购买。

　　● 氟胞嘧啶通常被缩写为"5-FC",但应该避免这种写法,因为可能与毒性更强的"5-FU"(氟尿嘧啶)混淆。

适应证

如上所述，氟胞嘧啶的大多数用途是与两性霉素 B 制剂联合治疗隐球菌脑膜炎。这种组合也可以治疗其他类型的隐球菌感染和罕见的念珠菌感染。对于因过敏或不能耐受氟康唑的患者,氟胞嘧啶可能是清除其尿液中念珠菌的可选方案,但是需要这种治疗的患者数量很少。

要点

密切关注患者的血细胞计数,如果血液毒性增加,应考虑调整剂量或停药。

唑类

第 31 章

■ 唑类简介
药物:酮康唑、氟康唑、伊曲康唑、伏立康唑、泊沙康唑、艾沙康唑、多种局部给药制剂

　　唑类是一类广泛应用的抗真菌药,其药物的开发近年来得到快速发展。它们通过抑制真菌细胞色素 P450 而起作用,减少麦角甾醇生成。人们可能认为,这种作用机制可能会导致药物相互作用的问题,这确实是该类药存在的一个重要问题。虽然大多数药物相互作用可以通过剂量调整来成功处理,但不一定适用于所有的药物相互作用。此外,请记住,当患者接受存在药物相互作用的药物时进行的任何剂量调整都需要在上述治疗完成时重新调整。

　　唑类已成为抗真菌药治疗的主要药物。随着不断的研发,该类药物已出现不同抗真菌谱及毒性。当在临床中使用该类药物时,需要知道它们之间最基本的差别和最重要的特性。由于这些常用的系统抗真菌药之间差异较大,所以将在下文中单独讨论。

氟康唑

1990 年氟康唑的上市是抗真菌药治疗的一个突破性发展。氟康唑生物利用度高,有口服和静脉使用制剂,对多种念珠菌属高度敏感。在此之前,对于严重的念珠菌感染,临床医生在使用两性霉素 B 时需要面对其使用毒性和不便的问题。氟康唑的严重不良反应发生率低,而且从静脉向口服转换很简单。尽管非白念珠菌属的耐药变化对于氟康唑的使用有一定影响, 但它仍然是一个重要的常用药物。

作用机制

所有的唑类都是通过抑制真菌细胞色素 P450 介导的 14α-甾醇去甲基化,抑制羊毛甾醇转化为麦角甾醇,麦角甾醇是真菌细胞膜的一种成分。

抗菌谱

良好:白念珠菌、热带念珠菌、近平滑念珠菌、葡萄牙念珠菌、新型隐球菌、粗球孢子菌。

中等:光滑念珠菌(可能为剂量依赖敏感或耐药)。

差:霉菌、多种双相真菌、克柔念珠菌。

不良反应

氟康唑一般耐受性良好,但可引起肝毒性或皮疹。与其他唑类相比,氟康唑发生严重药物相互作用的可能性较低,但可与许多经细胞色素 P450 系统代谢的药物发生相互作用,也可能发生 QT 间期延长。

剂量问题

氟康唑治疗系统性真菌感染的剂量可能需要增加,特别是治疗光滑念珠菌感染。务必要根据肾功能调整剂量,因为药物经尿液清除。外阴阴道念珠菌感染只需要单剂量氟康唑 150mg。

■ 注意事项

• 氟康唑对所有克柔念珠菌和某些光滑念珠菌活性较差。如果使用该药物治疗后者感染, 最好进行药敏试验, 负荷剂量后,给予氟康唑 800mg/d。如果实验室无法进行真菌敏感性检测,则考虑选择替代药物,如棘白菌素类。

• 氟康唑通常作为对念珠菌感染的易感人群(如重症监护室患者或某些癌症患者)的预防用药。对于使用了氟康唑但出现念珠菌血流感染的患者,可以尝试更换为棘白菌素治疗(因为可能存在氟康唑耐药的念珠菌)。

• 氟康唑生物利用度高,当患者可耐受口服药物时,它是最佳口服序贯治疗药物。

适应证

氟康唑是许多敏感真菌感染的首选药物，包括侵袭性和非侵袭性念珠菌病、隐球菌病。其也可用于某些双相真菌感染,如球孢子菌病。

要点

要注意,并不是所有种类的念珠菌都对氟康唑敏感。在确定采取氟康唑疗程治疗之前,务必检查患者的微生物分离菌株。

伊曲康唑

伊曲康唑比氟康唑抗菌谱更广，如果不是药代动力学问题的限制，伊曲康唑可能会在现在的抗真菌治疗中有更大的应用空间。其对曲霉菌和其他霉菌属有活性，曾经普遍用于曲霉病的降阶梯治疗，但自从伏立康唑上市以来，它的使用已经减少。

作用机制

所有的唑类都是通过抑制真菌细胞色素 P450 介导的 $14\alpha-$ 甾醇去甲基化，抑制羊毛甾醇转化为麦角甾醇，麦角甾醇是真菌细胞膜的一种成分。

抗菌谱

良好：白念珠菌、热带念珠菌、近平滑念珠菌、葡萄牙念珠菌、新型隐球菌、曲霉菌属，以及多种双相真菌。

中等：光滑念珠菌、克柔念珠菌。

差：毛霉菌和其他多种霉菌。

不良反应

伊曲康唑的不良反应比氟康唑更值得关注。除了引起肝毒性，伊曲康唑有负性肌力作用，心力衰竭患者禁用。口服溶液制剂可导致腹泻。它也是细胞色素 P450 酶的强抑制剂，与许多药物有相互作用，也可能引起 QT 间期延长。

■ 注意事项

* 伊曲康唑有两种不同的剂型，生物利用度不同，用途也不同。胶囊的生物利用度比口服溶液低，较少用于系统性真菌感染。

* 伊曲康唑不同的口服剂型的进食要求也不同。胶囊剂应该在餐后服用，而溶液制剂应空腹服用。降低胃酸的药物，如质子泵抑制剂也可使吸收降低，尝试让患者服用伊曲康唑的同时饮用苏打水。

* 因为伊曲康唑吸收非常不稳定且不可预测，常监测其血药浓度。如果患者有严重真菌感染和(或)服药很长一段时间，考虑监测其谷浓度。

* 伊曲康唑曾有静脉制剂，但已停产。忽略过时的参考资料针对该药物的使用建议。

适应证

伊曲康唑仍然是一些双相真菌感染的首选药物，如组织胞浆菌病，其曾在治疗和预防曲霉和其他霉菌感染中发挥重要作用，但现在已基本上被伏立康唑所取代。伊曲康唑胶囊也用于治疗甲癣。

要点

注意药物间的相互作用，一定要指导患者如何正确服用伊曲康唑制剂。

伏立康唑

伏立康唑的上市显著改善了霉菌感染的治疗效果。该药与伊曲康唑一样也是广谱抗真菌药，对念珠菌属和许多霉菌有良好的抗菌活性。不同于伊曲康唑，伏立康唑吸收良好，有高生物利用度的口服制剂和静脉粉针剂。最重要的是，伏立康唑在治疗侵袭性曲霉病方面优于两性霉素 B 脱氧胆酸盐，现已成为治疗该病的首选药物。但是随着广泛应用，其高度可变的药代动力学和长期使用的不良反应已开始限制该药的使用。

作用机制

所有的唑类都是通过抑制真菌细胞色素 P450 介导的 14α-甾醇去甲基化，抑制羊毛甾醇转化为麦角甾醇，麦角甾醇是真菌细胞膜的一种成分。

抗菌谱

良好：白念珠菌、葡萄牙念珠菌、近平滑念珠菌、热带念珠菌、克柔念珠菌、新型隐球菌、曲霉菌属，以及多种其他霉菌。

中等：光滑念珠菌、耐氟康唑的白念珠菌、镰刀菌属。

差：毛霉菌。

不良反应

除了肝毒性、皮疹，这类药物的相互作用很常见，伏立康唑还有一些制剂专属的不良反应值得关注。

肾毒性：出现肾功能障碍时，静脉伏立康唑的增溶剂环糊精可在肾脏蓄积。这种辅料有肾毒性，但几乎可以肯定其肾毒性较两性霉素 B 小，所以给予肾功能不全的患者静脉注射伏立康唑时均应考虑风险-获益比。

视觉异常：使用该药的视觉异常症状常见，如在明亮的灯光周围看到波浪线或光晕，并且与剂量相关，往往随着继续用药而消失。

中枢神经系统不良反应：不同于伏立康唑常见的视觉异常，患者有时会感觉到幻视和幻听。这些幻觉并不持久，往往发生在伏立康唑浓度较高时，尤其是峰浓度期间。

皮肤反应：长期以来，伏立康唑被认为可导致光敏反应，应建议患者使用防晒霜，避免过度日晒。因为伏立康唑已被证明可有效治疗和预防真菌感染，在临床上使用疗程已远远超过前期临床试验研究。然而，一些研究表明长期使用伏立康唑和一些皮肤癌症之间有关联。因此，建议正在使用伏立康唑的患者尽量减少阳光暴露。

剂量问题

伏立康唑个体间药代动力学高度可变和非线性消除，很难给予准确的剂量。如果延长伏立康唑治疗疗程，应常规进行血药浓度监测（通常是谷浓度）。目前尚无专家共识，但通常认为

2~5mg/L 范围的谷浓度是在治疗窗之内的。

■ 注意事项

- 伏立康唑对某些耐氟康唑的白念珠菌属有活性，但对氟康唑敏感菌株的活性很低。棘白菌素是更好的选择，但如果使用伏立康唑口服制剂则需要考虑进行药敏试验。

- 伏立康唑是一种细胞色素 P450 系统强效的抑制剂和底物。与伏立康唑发生相互作用的药物有很多。其中的一些是禁忌（如利福平），而其他的药物，如钙调磷酸酶抑制剂（如环孢素）需要剂量调整。这一点很重要，因为许多服用伏立康唑的患者处于免疫抑制状态。

- 伏立康唑静脉制剂含辅料环糊精，发生肾功能障碍时可在肾脏蓄积，可能导致肾毒性。肌酐清除率<50mL/min 时禁用。口服制剂可避免这个问题。

- 伏立康唑经过肝脏代谢，一般不用于治疗念珠菌尿。

适应证

伏立康唑是治疗侵袭性曲霉菌感染的首选药物，也常用于治疗其他霉菌引起的感染。其也可用于念珠菌病，但氟康唑和棘白菌素更常用于这些感染。一些医生使用伏立康唑经验性治疗中性粒细胞减少伴发热。

要点

注意伏立康唑的药物相互作用，如果需要延长治疗疗程，应考虑监测血药浓度。

泊沙康唑

泊沙康唑是伊曲康唑的类似物，对许多真菌活性更强。目前，其适应证只有预防真菌感染和治疗口腔念珠菌病。它是第一个对毛霉菌具有良好活性的唑类药物，毛霉菌是一种难以治疗的霉菌，大多数抗真菌药(包括伏立康唑)都对其无效;然而,最近获批的艾沙康唑对这些病原体也有活性(参见下一节)。

作用机制

所有的唑类都是通过抑制真菌细胞色素 P450 介导的 14α-甾醇去甲基化,抑制羊毛甾醇转化为麦角甾醇,麦角甾醇是真菌细胞膜的一种成分。

抗菌谱

良好:白念珠菌、葡萄牙念珠菌、近平滑念珠菌、热带念珠菌、克柔念珠菌、新型隐球菌、曲霉菌属、毛霉菌、多种其他霉菌及双相真菌。

中等:镰刀菌属、光滑念珠菌。

尽管泊沙康唑对这些病原菌有活性，但很多缺乏临床试验对比数据。

不良反应

泊沙康唑显示良好的耐受性，尽管它可能导致肝毒性，恶心和皮疹。同时，其也有类似其他唑类通过细胞色素 P450 导致相互作用的风险。

剂量问题

限制泊沙康唑使用的主要原因是它最初仅有一种口服混悬剂。这种制剂要求与食物同服以增加吸收；高脂肪含量的食物和含脂肪的营养补充剂，以及低 pH 值的饮料（如苏打水），都能增加其吸收。即使在最优条件下，混悬剂的吸收也是有限且不稳定的。最近，缓释片剂已获批，可以达到更高和更稳定的药物浓度。注意，不能碾碎或咀嚼这种片剂。泊沙康唑也有静脉剂型。

■ 注意事项

● 泊沙康唑最常用于高真菌感染风险患者的预防。与伏立康唑一样，许多患者正在服用与泊沙康唑有药物相互作用的免疫抑制剂，因此应密切关注那些药物的浓度。

● 泊沙康唑体外抗曲霉菌活性通常类似于伏立康唑，但缺乏比较泊沙康唑和伏立康唑（甚至两性霉素）治疗该类感染的临床试验数据，许多临床医生犹豫是否将其作为一线药物，尽管泊沙康唑比伏立康唑具有更好的耐受性。

● 如上所述，泊沙康唑口服混悬剂存在吸收问题。进食高脂食物和酸性饮料可显著促进吸收,对于一些患者来说是必要的。服用质子泵抑制剂可降低吸收,同服苏打水也不足以克服。当怀疑患者吸收问题或治疗侵袭性感染时, 可以监测泊沙康唑的血药浓度。

适应证

泊沙康唑最常用于易感宿主预防真菌感染, 也可用于治疗毛霉菌病、口腔念珠菌病和其他的药物难治性真菌感染。如前所述,限制其更广泛使用的是缺乏临床试验数据。

要点

与伊曲康唑相比,知道患者服用的是哪一种口服制剂,是胶囊还是混悬剂,这一点至关重要。二者使用的剂量和服用方法不同。

艾沙康唑

最新的唑类抗真菌药是艾沙康唑。艾沙康唑在很多方面类似于现在的泊沙康唑。其抗菌谱广,包括念珠菌、曲霉菌、毛霉菌,并且有静脉和口服制剂。其存在 P450 酶药物相互作用,毒性中最重要的是肝毒性。主要区别为,FDA 批准艾沙康唑是基于侵袭性曲霉菌和毛霉菌的临床试验,然而目前泊沙康唑在这两个领域缺乏临床试验数据,但泊沙康唑临床使用更广泛。

作用机制

所有的唑类都是通过抑制真菌细胞色素 P450 介导的 14α–甾醇去甲基化,抑制羊毛甾醇转化为麦角甾醇,麦角甾醇是真菌细胞膜的一种成分。

抗菌谱

良好:念珠菌(见"注意事项"中关于艾沙康唑治疗侵袭性念珠菌病的临床试验数据部分)、曲霉菌、毛霉菌,以及其他霉菌和双相真菌。

中等:光滑念珠菌。

差:镰刀菌。

不良反应

基于临床试验数据,预测其肝毒性与其他唑类抗真菌药类似(尽管发生概率可能略低于伏立康唑)。有趣的是,与其他唑类不同,艾沙康唑似乎并未延长 QT 间期,相反可以缩短 QT 间期。除了患者先天 QT 间期缩短,这似乎并没有临床意义,QT 间期延长患者可能适用艾沙康唑, 如果使用其他唑类抗真菌则有心律失常风险。

剂量问题

艾沙康唑口服制剂(胶囊)的生物利用度良好,并且不受食物或胃酸影响。但是胶囊较硬,且不可打开、碾碎或咀嚼,这限制了其用于使用鼻饲管或吞咽困难的患者。艾沙康唑半衰期很长,为了更快达到治疗浓度需要一个额外的负荷剂量方案:初始给予每 8 小时 1 次的 6 个剂量(前 48 小时),然后再给予每日 1 次的维持剂量。艾沙康唑由患者在服用一种前药 (艾沙康唑硫酸盐)后水解获得;因此造成了一个特别的剂量,即 372mg 艾沙康唑硫酸盐产生 200mg 艾沙康唑。这会导致潜在的剂量混乱。

■ 注意事项

• 艾沙康唑对念珠菌属的体外活性可能类似于泊沙康唑和伏立康唑。一项Ⅲ期随机临床试验比较了艾沙康唑和卡泊芬净治疗侵袭性念珠菌感染。研究的结论是,艾沙康唑治疗这些感染不逊于卡泊芬净,FDA 近期内不会批准艾沙康唑用于治疗侵袭性念珠菌病。然而,艾沙康唑治疗这些感染是否比伏立康唑或泊沙康唑的效果差仍然是一个有争议的问题。FDA 批准泊沙康唑仅用于治疗轻症的口腔念珠菌病,侵袭性念珠菌感染的临床试验尚未获批。FDA 批准伏立康唑治疗侵袭性念珠菌病是基于氟康唑之后且与传统两性霉素 B 的对比研究结果。随后的研究表明,棘白菌素类可能比两性霉素和氟康唑治疗侵袭性念珠菌感染更有效。最后的结论是:治疗侵袭性念珠菌病,尽可能使用棘白菌素(最有效)或氟康唑(权衡疗效和便利性)。

- 艾沙康唑的药代动力学比伏立康唑和泊沙康唑(可能)更可预测;然而,临床医生通常可以通过有效的血药浓度消除顾虑。目前,与伏立康唑或泊沙康唑相比,提供艾沙康唑浓度检测的实验室更少,但随着时间的推移,该数据可能会增加。

适应证

艾沙康唑缺乏更多的临床使用经验,但根据其试验数据,艾沙康唑似乎对侵袭性霉菌感染是一个不错的选择。

要点

要记住,复核给药剂量,给予一个正确的给药剂量非常重要,但足量的负荷给药方案同样重要。否则患者将会需要 1 周才能达到稳定的有效治疗剂量。

棘白菌素类

第 32 章

药物:卡泊芬净、米卡芬净、阿尼芬净

棘白菌素是临床上最新的一类抗真菌药,其改变了一些抗真菌病的治疗方法,其作用机制与其他抗真菌药不同,给临床医生开拓了一个新的抗真菌目标治疗领域。3 种可用的棘白菌素类药物事实上具有相似的抗菌谱。它们具有很好的耐受性,对念珠菌具有极好的活性,但它们都存在相同的药代动力学障碍,没有口服制剂。它们比唑类药物的药物相互作用更少,比多烯类药物更安全,对耐氟康唑的酵母菌具有很强的活性。

作用机制

棘白菌素类抑制 β-1,3-D-葡聚糖合成酶,这种酶主要负责合成很多真菌细胞壁的重要组成成分 β-1,3-D-葡聚糖。其仅对依赖这种类型葡聚糖的真菌有活性。

抗菌谱

良好：白念珠菌、光滑念珠菌、葡萄牙念珠菌、近平滑念珠菌、热带念珠菌、克柔念珠菌、曲霉菌属。

中等：近平滑念珠菌、某些双相真菌、毛霉菌（与两性霉素 B 联合）。

差：大多数非曲霉菌、新型隐球菌。

不良反应

棘白菌素类药物具有极好的安全性。其可能会引起轻度组胺介导的输注相关反应，但这些不常见，可以通过减慢输液速度得到缓解。这些药物都可能引发肝毒性，但并不常见。

■ 注意事项

● 棘白菌素类药物之间的差异较小，主要存在药代动力学差异。卡泊芬净和米卡芬净通过肝脏消除，经非细胞色素 P450 酶代谢，而阿尼芬净在血液中降解，避免肝脏代谢。尽管具有这种独特的消除方式，但它并非完全无肝毒性。

● 棘白菌素类药物对念珠菌属的活性良好，但对曲霉菌的活性既非杀菌也非抑菌。相反，它们使生长中的霉菌形成异常的非功能性菌丝。

● 棘白菌素类药物对霉菌的活性轻微，但似乎能明显增强其他抗真菌药对霉菌的治疗效果。伏立康唑联合或未联合阿尼芬净治疗侵袭性曲霉病的随机对照试验显示，接受联合治疗的患者死亡率降低[无统计学意义差异（$P=0.07$），但鉴于棘白菌素类药物在临床较低的毒性,许多临床医生拒绝接受这一结果,并提倡联合治疗]。基于有限的体外和临床数据,棘白菌素类药物也可能提高两性霉素 B 脂质体对毛霉菌感染的疗效。

- 虽然棘白菌素类药物相互作用小,但还是应该对其有所了解,尤其是卡泊芬净和米卡芬净。当使用免疫抑制剂环孢素(与卡泊芬净)和西罗莫司(与米卡芬净)时应小心。

适应证

棘白菌素类药物是治疗侵袭性念珠菌感染的首选药物,尤其是临床症状不稳定或有耐唑类真菌感染风险的患者。它们也用于治疗侵袭性曲霉病,但不像伏立康唑和多烯类有用于该适应证的支持数据。所有棘白菌素药物都可用于食管念珠菌病,其中某些用于预防或经验性治疗粒细胞减少患者的真菌感染。一些临床医生在伏立康唑(抗曲霉菌)或两性霉素 B 制剂(抗毛霉菌)的方案中加入棘白菌素类药物,以增加治愈的可能性。

要点

棘白菌素类是重要的治疗侵袭性念珠菌病的药物,但其价格不便宜,并且静脉注射治疗不便。如果患者是敏感的念珠菌感染且对氟康唑没有禁忌,使用棘白菌素类经验性治疗开始后,则应考虑过渡至氟康唑治疗。

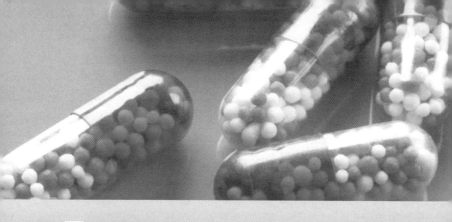

第 **5** 部分

抗病毒药

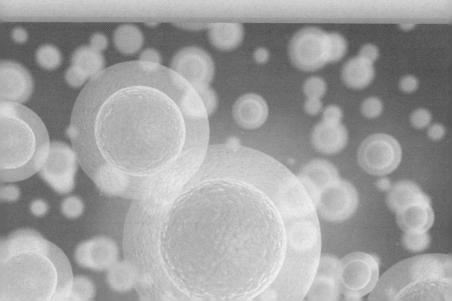

抗病毒药

第 33 章

■ 抗病毒药简介

"病毒"一词在流行文化中带有趣味的含义:它通常用来描述已经或有能力在人与人之间迅速传播的事物，如计算机病毒或"病毒"视频,"病毒"视频指通过互联网或电子邮件共享而迅速传播的视频。这一说法体现了对许多呼吸道病毒的高度传播性的基本理解,如引起流感和普通感冒的鼻病毒。然而,许多目前了解较少的病毒,特别是那些引起慢性病的病毒,可能会令人困惑。

病毒的世界不同于原核生物和真核生物的世界。病毒依赖细胞进行复制,没有细胞就无法存活。它们比真核生物小得多,甚至比大多数原核生物小得多,尽管它们的大小差别很大(见图1–2)。与原核生物或真核生物相比,它们是相对简单的生物,但数量超过地球上所有其他生命形式。科学家们多年来一直在争论病毒是否是生命形式,但目前还没有明确结论。然而,自从路易斯·巴斯德在 19 世纪末对其进行了描述以来，人们开始了解病毒是如何与活细胞相互作用并影响其存在的。

对病毒结构的深入讨论超出了本文的范围，但是对病毒的基本了解将有助于理解抗病毒药的作用。病毒种类繁多，但几乎所有病毒都有一些共同的特征。许多病毒的最外层是由宿主细胞膜、内质网或核膜组成的病毒包膜，这一层覆盖着衣壳，一种由相同的帽状体组成的外壳。衣壳保护病毒核酸，病毒核酸可以是 DNA 或 RNA，但两者不能同时存在（如在细胞中），DNA 或 RNA 可以是单链的，也可以是双链的。最后，许多病毒含有能催化导致病毒复制或进入细胞的反应酶。病毒不能合成自身的成分进行复制——它们依赖于宿主细胞的所有合成功能。病毒的单个完整颗粒被称作"病毒颗粒"。

病毒生命周期的具体过程因病毒种类而异，但它们遵循相同的基本途径。病毒通过各种途径在宿主之间传播，有的通过直接吸入，有的通过液体直接交换，有的通过蚊子等媒介传播。一旦病毒到达靶细胞，它就必须穿透细胞膜。细胞和病毒表面的特异性受体通常有助于这一过程。然后，病毒将其基因信息从衣壳中释放到宿主细胞中。宿主细胞读取遗传物质并开始将其转化为病毒蛋白。具体情况取决于基因物质存在于病毒中的形式。在某些情况下，遗传物质被编码为 RNA。对于某些 RNA 病毒，宿主细胞核糖体将 RNA 转化为蛋白质。在被称作反转录病毒的病毒群中，RNA 遗传物质在整合到宿主基因组之前首先被翻译成 DNA（通过反转录酶）。对于这些病毒或其基因组已经编码为 DNA 的病毒，转录成信使 RNA，然后转化为蛋白质。一旦"拼图"的各个部分构建好，病毒酶将它们组装成完整的病毒颗粒，最终从细胞中释放出来。现有的抗病毒药针对该周期的各个环节。有些是针对特定病毒(如流感)的特定受体，有些则是针对作用于多种病毒的非特异性环节。

病毒感染的药物治疗不同于细菌感染。患者感染的病毒没有药敏结果可供参考，这使得医务人员可以根据该类型病毒的一般易感性模式来选择治疗方法(HIV 是一个明显例外,病毒易感性检测是诊疗常规), 许多病毒性疾病是通过病毒抗原或核酸的基因检测来诊断的。这些测试可以定量地观察感染是否有所改善,但通常会出现症状。大多数常见的病毒感染都没有有效的药物治疗方法,正如所谓的"普通感冒还没有治愈方法"。

第34章

抗单纯疱疹病毒和水痘带状疱疹病毒药

药物:阿昔洛韦、伐昔洛韦、泛昔洛韦

这些药物主要用于治疗由单纯疱疹病毒(HSV)和水痘带状疱疹病毒(VZV)引起的感染,尽管它们对其他病毒也有活性。阿昔洛韦吸收不良,口服时必须每天多次给药(最多5次);伐昔洛韦和泛昔洛韦是吸收较好的药物,可以减少使用频率。只有阿昔洛韦可以静脉给药,它是严重的HSV感染(如脑炎)的首选药物。

作用机制

这类药物是核苷类似物,在磷酸化后,像细胞核苷酸一样被并入延伸的病毒DNA链中;但它们缺乏允许下一个核苷酸被添加的功能基团,从而阻止了复制。

抗菌谱

良好:HSV-1和HSV-2。

中等：VZV。

差：EBV、CMV 和 HIV。

不良反应

这类药物一般耐受性好,不良反应少。最令人担忧的不良反应是由形成结石或急性间质性肾炎(AIN)所致的肾毒性,最常见于大剂量阿昔洛韦静脉给药的情况。肾功能受损的患者通过补液和适当调整剂量可以预防结石。癫痫发作、震颤或其他中枢神经系统不良反应也可能发生。恶心、腹泻和皮疹更常见。据报道,HIV 感染者使用伐昔洛韦可引起血栓性血小板减少性紫癜。

■ 注意事项

- 伐昔洛韦是阿昔洛韦的前药,可显著提高生物利用度,用药剂量较低,缺点是成本较高。泛昔洛韦是喷昔洛韦的前药,而喷昔洛韦只能局部用药。

- 阿昔洛韦的剂量因适应证和患者状态而异。一定要反复检查是否对应患者的症状。

- 阿昔洛韦与利尿剂或其他肾毒性药物联用时肾毒性更大。在阿昔洛韦治疗期间,患者需要摄入充足的水分,尤其是在静脉注射较高剂量的情况下。

适应证

阿昔洛韦是治疗严重或难治性 HSV 感染的首选药物,如脑炎或 HIV 患者中严重的 HSV 暴发。这些药物中的任何一种都可以用来治疗 HSV-2 感染(生殖器疱疹),以防止疱疹暴发或减少症状持续时间。该类药物对治疗 VZV 感染也都有效。

要点

　　开具处方之前，请确保患者能够负担得起伐昔洛韦或泛昔洛韦的价格。口服阿昔洛韦不太方便，但价格便宜得多。

抗巨细胞病毒药

第 35 章

药物：更昔洛韦、缬更昔洛韦、膦甲酸钠、西多福韦

巨细胞病毒(CMV)引起的感染通常在免疫功能正常的患者中无症状，但在免疫功能低下的患者中可能是致命的。大约60%的美国人在成年后显示CMV血清阳性，并且这种感染是终生的。如果患者免疫功能受损，感染会重新被激活，患者将需要接受药物治疗。抗巨细胞病毒的作用是阻止病毒复制。它们也都有明显的毒性，必须加以重视和监测。

作用机制

更昔洛韦是一种核苷类似物，磷酸化后通过DNA聚合酶整合到病毒DNA中，阻止病毒复制。缬更昔洛韦是更昔洛韦的前药。西多福韦是一种核苷酸类似物，其作用机制与更昔洛韦相似。

膦甲酸钠是一种焦磷酸盐类似物，作为多种病毒DNA和RNA聚合酶的非竞争性抑制剂。

抗菌谱

良好:CMV、HSV-1、HSV-2、VZV 和 EBV。
差:HIV。

不良反应

更昔洛韦和缬更昔洛韦具有相同的活性成分，不良反应相同。它们都有相对常见的剂量依赖性骨髓抑制,尤其是在高剂量或无剂量调整的肾功能受损患者中使用时。膦甲酸钠具有肾毒性和神经毒性,它是对于其他治疗失败的患者的备选药物。任何一种药物都可能引起恶心、呕吐和腹泻。膦甲酸钠也会引起阴茎溃疡。西多福韦是一种不常用的药物,也具有肾毒性。

■ 注意事项

- 缬更昔洛韦已取代口服更昔洛韦,具有更好的生物利用度。
- 更昔洛韦必须根据患者体重和肾功能状况谨慎给药。当患者接受治疗时,应密切监视患者的肾功能变化。
- 缬更昔洛韦的使用说明书规定了针对肾功能不全患者的剂量调整,但没有限定体重。有 2 种给药剂量,900mg 和 450mg。900mg(每天 2 次)的剂量被被认为相当于静脉注射更昔洛韦 5mg/kg(q12h),但可能低体重患者使用剂量偏大,因为其具备约 60% 生物利用度。例如,对于一位体重为 50kg 的患者:

更昔洛韦的剂量=50kg×5mg/kg=250mg 更昔洛韦

缬更昔洛韦的剂量=900mg×60%(生物利用度)=540mg 活性更昔洛韦

如果服用缬更昔洛韦 900mg（每天 2 次），该患者接受的活性更昔洛韦剂量将增加一倍以上。因此，对于低体重患者，特别是有高毒性风险的情况下，应考虑减少剂量。

● 膦甲酸钠和西多福韦的肾毒性都需要大量生理盐水预先水化，以降低毒性风险。西多福韦实际上需要与丙磺舒联合用药，丙磺舒可减少西多福韦在肾小管中的排泄，并减轻其毒性。

● 基于基因型的 CMV 药敏试验是可行的，但可能需要一定时间，如果怀疑对更昔洛韦无反应的患者存在耐药性，通常会进行检测。基因型将提示更昔洛韦是否存在耐药性，以及西多福韦或膦甲酸钠是否是治疗选择。

适应证

更昔洛韦和缬更昔洛韦是治疗和预防巨细胞病毒感染的一线药物。缬更昔洛韦常用于预防移植后巨细胞病毒感染。膦甲酸钠是治疗 CMV 的二线药物，也可以用于严重或耐药的 HSV 感染。西多福韦是治疗 CMV 的二线药物。

要点

虽然缬更昔洛韦是口服剂型，但具有良好的生物利用度，其不良反应与更昔洛韦类似。使用缬更昔洛韦时需要对毒性进行监测，这与静脉注射更昔洛韦一样严格。

神经氨酸酶抑制剂   第 **36** 章

药物：奥司他韦、帕拉米韦、扎那米韦

　　神经氨酸酶抑制剂是抗流感病毒药物，对甲型和乙型流感病毒株有活性，与金刚烷胺和金刚乙胺不同，上述两种传统药物只对甲型流感病毒株有效。其作用机制是阻止病毒神经氨酸酶从宿主细胞释放新的病毒颗粒，阻止病毒进一步复制。这 3 种药物的给药方式不同：奥司他韦是口服的前药，而帕拉米韦是静脉注射途径，扎那米韦是吸入途径。它们既可用于治疗流感，又可用于无法接种流感疫苗人群的预防。

作用机制

　　这些药物是病毒神经氨酸酶的竞争性抑制剂，这种酶负责流感病毒的多种功能，包括从感染细胞释放新的病毒颗粒。

抗菌谱

良好:甲型和乙型流感。

差:其他病毒。

不良反应

这3种药物的耐受性都很好。奥司他韦可引起恶心、呕吐和腹痛,但这些症状往往是短暂的。使用奥司他韦也会发生头痛和疲劳,特别是在预防用药期间给药时间较长时。扎那米韦主要有肺部不良反应,包括咳嗽和支气管痉挛。避免在哮喘或其他反应性肺疾病患者中使用扎那米韦。根据目前有限的经验,帕拉米韦似乎没有特异性的不良反应。

■ 注意事项

- 使用神经氨酸酶抑制剂最有效的阶段是在感染的早期,因为病毒复制在早期达到高峰(感染后48~72小时),药物的说明书上规定,这些药物应该在症状出现不超过2天的患者中开始使用,这是基于健康成年人轻度至中度感染的适应证。对于严重的流感感染,如需要住院治疗或易受感染的患者,数据表明即使延迟治疗也可能有益处,因此,治疗指南建议即使在这些患者的窗口期之外也应开始治疗。

- 神经氨酸酶抑制剂可能产生耐药性。其疗效取决于该季节主要流感病毒株的耐药程度。目前,扎那米韦对绝大多数奥司他韦和帕拉米韦耐药株是有效的,但这些耐药模式可能会改变。

- 在社区主要病毒株易感的情况下,奥司他韦和扎那米韦在预防流感感染方面非常有效,但它们不能替代疫苗接种策略。长期预防性用药的不良反应比治疗性用药的持续时间短,但更常见。

适应证

如果体内病毒敏感, 这 3 种药物在治疗和预防流感感染方面都是有效的,尽管绝大多数数据都是在"单纯"流感患者中获得的(虽然复杂患者是最需要有效治疗的患者)。理想的给药途径决定了药物剂型的选择。

要点

如果患者在其他方面健康, 并且流感病毒水平已经达到顶峰,状况正好转,那么此刻可能已经不是开始使用这些药物的时机。那么,可能是时候去了解下一季流感疫苗的使用情况了。

抗反转录病毒药

第**37**章

■ 抗反转录病毒药简介

尽管对于抗菌药的研发已停滞了数十年，但其中有一个领域发展迅速，即针对 HIV 的抗反转录病毒药的开发。

在 20 世纪 80 年代中期 HIV 开始流行时，只有一种活性药物(齐多夫定)可用，而现在有超过 20 多种药物和复方制剂可用，还有更多药物正在研发中。一些抗反转录病毒药已进入第二代或第三代，这使一些早期药物基本过时。这些药物的开发和合理使用已经将 HIV 感染逐渐转为慢性疾病，而不是短期的"死刑判决"。然而，多年来抗反转录病毒药比任何其他抗菌药都面临着复杂的多药疗法的挑战：药物依从性、耐药性、毒性和相互作用。这些问题的完整解释超出了本书范围；相反，我们将强调药物类别的关键方面和个别药物的特性，特别是与毒性有关的方面。HIV 的治疗应当与时俱进；关于最新的指南，我们建议浏览 http://aidsinfo.nih.gov.网页。重要提示：本书提供药物的常用缩写以便在实践中识别，但不可以在处方中使用这些缩写，并且不建议在患者资料中使用。

核苷和核苷酸反转录酶抑制剂

药物:富马酸替诺福韦酯(TDF)、替诺福韦艾拉芬酰胺(TAF)、恩曲他滨(FTC)、拉米夫定(3TC)、阿巴卡韦(ABC)、齐多夫定(ZDV、AZT)、司他夫定(d4T)、去羟肌苷(ddl)

复方制剂:恩曲他滨/富马酸替诺福韦酯(Truva-da)、阿巴卡韦/拉米夫定(Epzicom)、恩曲他滨/替诺福韦艾拉芬酰胺(Descovy)、拉米夫定/齐多夫定(Combivir)、阿巴卡韦/拉米夫定/齐多夫定(Trizivir)

核苷类反转录酶抑制剂(NRTI)是最传统的一类抗反转录病毒药(替诺福韦从专业观点来看是一种核苷酸,但也被归为该类药物)。该类两种药物联用通常作为大多数抗 HIV 方案的"基础"。

作用机制

NRTI 通过取代病毒 DNA 延长链中的核苷酸来抑制病毒编码蛋白质的反转录酶的作用,导致病毒 DNA 链的早期终止。

抗菌谱

除了被用于治疗 HIV 外,其中一些药物(替诺福韦、恩曲他滨、拉米夫定)对于抗乙型肝炎病毒(HBV)临床有效。

不良反应

请注意,存在毒性问题的药物(去羟肌苷、司他夫定、齐多夫定)在目前常规治疗方案中并不常用。

四肢:某些服用去羟肌苷或司他夫定(尤其是联合用药)的患者出现的周围神经病变被认为是迟发的、慢性进展性不良反应。

胃肠道:与许多抗反转录病毒药物相比,NRTI 具有较少的胃肠道不良反应(恶心、呕吐、腹泻),但齐多夫定和去羟肌苷可能存在这方面问题。

血液系统:使用齐多夫定时经常发生骨髓抑制(贫血、中性粒细胞减少),而其他 NRTI 很少发生。

过敏反应:少数患者使用阿巴卡韦治疗后数天至数周出现过敏反应相关的发热、皮疹和流感样症状。这类患者继续使用或再次使用阿巴卡韦可能是致命的。HLAB*:5701 等位基因的存在可预测该毒性,目前建议在开始治疗前对该基因型的患者进行常规筛查,检测结果呈阳性的患者不应该服用阿巴卡韦。

代谢:有多种可能源于线粒体的不良反应表现,如乳酸酸中毒、脂肪肝和胰腺炎等一系列表现,是 NRTI 普遍存在的不良反应。如果早期没有识别这些症状,死亡率可能升高,但问题是症状通常会延迟(数月),并且初始表现可能是非特异性的。这种不良反应发生率较高的药物包括司他夫定、去羟肌苷和齐多夫定。去羟肌苷和齐多夫定也可能导致高脂血症、胰岛素抵抗和脂肪萎缩(脂肪减少导致外观变化,主要是面部和臀部)。

肾脏:血肌酐升高、肾电解质丢失和蛋白尿证实的肾毒性是替诺福韦有充分证据的不良反应,需要定期监测肾功能。新药替诺福韦艾拉酚酰胺(TAF)似乎比富马酸替诺福韦(TDF)具有更低的不良反应风险,然而 TDF 的单独或联合使用非常广泛,并且在 TAF 取代 TDF 之前可能需要很长时间。

■ 注意事项

● 大多数 NRTI 在使用时需要根据患者肾功能调整剂量。这可能需要避免使用固定剂量的组合制剂,以便更灵活地调整剂量。NRTI 与其他抗反转录病毒药相比具有更少药物相互作用。

● 替诺福韦不应与去羟肌苷联合使用;联合使用阿扎那韦时,可能需要调整阿扎那韦的剂量。

● NRTI 之间存在多种模式的交叉耐药。对于抗病毒药敏结果的专业解读是非常必要的,在某些情况下,即使对于耐药病毒,NRTI 也可能具有治疗益处。

● 新的替诺福韦制剂(TAF)的剂量远低于 TDF。应注意使用的药物成分以避免用药差错。

适应证

NRTI 常被用作 HIV 抗反转录病毒联合治疗方案的组成部

分。对于未接受治疗的患者,通常使用两种 NRTI 联合一个其他类型的药物。对于接受过治疗的患者,3 种或更多种 NRTI 可能是补救方案的一部分。如上所述,某些 NRTI 也用于治疗 HBV 感染。在治疗 HIV/HBV 合并感染患者中使用这些药物需要考虑病毒的活性叠加,以确保不会因为对其中一种病毒的非最优活性而出现耐药。

要点

抗 HIV 的治疗方案中如果没有两种 NRTI(包括复方制剂)是不正常的。患者可能正在接受异常补救方案(最好是由HIV 专家制订),但最好再次检查以确保没有遗漏。

非核苷反转录酶抑制剂

药物:依法韦仑(EFV)、依曲韦林(ERR)、利匹韦林(RPV)、奈韦拉平(NVP)

复方制剂：依法韦仑/替诺福韦/恩曲他滨(Atripla)、利匹韦林/替诺福韦/恩曲他滨(Complera)

非核苷类反转录酶抑制剂(NNRTI)与 NRTI 抑制相同的酶,但作用机制不同并具有显著不同的药理学性质。多出的"N"(即非)会产生很大的不同,因此,将两种药物进行分类是非常重要的。

作用机制

NNRTI 不是通过"伪装"成正常核苷来抑制反转录酶的作用,而是与酶的不同部位结合。NNRTI 与酶结合导致酶的结构发生变化,从而干扰其形成病毒 DNA 链的能力。

抗菌谱

目前临床仅用于治疗 HIV 感染。

不良反应

中枢神经系统：依法韦仑可引起广谱的中枢神经系统反应；常见的影响包括头晕、嗜睡（或有时失眠）和异常（特别真实）的梦。不太常见的影响包括抑郁、精神错乱和自杀意念。反应的发生通常非常迅速（前几次用药）并且经常在数周的治疗后逐渐消退。通过空腹服用药物，并在睡前 2~3 小时服用可以最大限度地减少这些影响。精神疾病或抑郁症病史是使用依法韦仑的相对禁忌证。

皮肤反应：所有 NNRTI 都会引发皮疹，奈韦拉平似乎最为严重。尽管轻微的症状可以用抗组胺药治疗，但是任何黏膜破损（Stevens–Johnson 综合征或类似的皮疹）都必须紧急处理，并且是再次用药的绝对禁忌证。

肝毒性：所有 NNRTI 均可引起一系列肝毒性，从无症状的转氨酶升高，到临床确诊肝炎，再到暴发性肝衰竭。奈韦拉平诱导的肝毒性可能继发于超敏反应（见下文）。监测肝炎相关症状和肝酶对所有这些药物的使用都很重要。

超敏反应：奈韦拉平可引起超敏反应，其特征为流感样症状、发热、黄疸和腹痛，伴或不伴皮疹。暴发性肝衰竭及严重皮疹（如中毒性表皮坏死松解症）是奈韦拉平最为严重超敏反应的表现。有趣的是，这种综合征在免疫受损较少（更高的 CD4 水平）的患者中似乎更常见。奈韦拉平过敏综合征的风险可以通过使用"锥度减量"的方法来降低，即当风险最大时，从低剂量开始，2 周后增加至最大剂量。

代谢:使用 NNRTI 可能发生脂肪增生,表现为腹部、胸部和颈部脂肪的逐渐积累(常被称为"水牛背")。依法韦仑和奈韦拉平也与高脂血症有关。与依法韦仑相比,利匹韦林对脂质谱的影响较小。

妊娠/哺乳:依法韦仑为妊娠 D 类药物,不应提供给妊娠期女性、备孕或未采用有效避孕措施的女性。其他 NNRTI 为妊娠 C 类药物,奈韦拉平为妊娠 B 类药物。

■ 注意事项

• NNRTI 的一个明显局限是对耐药的"遗传屏障"较低。单点突变会导致对整个类药物的高度耐药性。因此,为了防止出现耐药性,以 NNRTI 为基础的方案可能需要更严格地执行。最新一代制剂依法韦仑和利匹韦林具有抗 NNRTI 突变病毒的活性,并可能对依法韦仑或奈韦拉平治疗失败的患者起作用。

• NNRTI 的药物相互作用比 NRTI 要广泛得多(记住,一个"N"会产生很大差异)。一般来说,奈韦拉平是一种药物代谢的诱导剂,依法韦仑和埃特拉韦林表现出诱导和抑制混合作用,而利匹韦林对其他药物的代谢似乎没有明显的影响。NNRTI 的浓度会受到药物代谢酶抑制剂或诱导剂的影响。因此,在患者的治疗方案中,仔细筛选这些药物与其他药物的拮抗作用是有必要的。

适应证

依法韦仑与 NRTI、替诺福韦和恩曲他滨联合使用的方案是治疗 HIV 的初治方案之一。复方制剂,如 Atripla,这个方案曾号称"仅每天 1 次,每次 1 片",是一个首选的初始治疗方案。新的整合酶链转移抑制剂现在也提供了这一选择,具有较低的毒性,并且可能具有较低的抗药性遗传屏障。对于有用药史的患者,其他 NNRTI 倾向于作为二线治疗药物。

要点

当使用 NNRTI 时,治疗的前几周是关键。对于患者的不良反应,尤其是皮肤反应和肝毒性症状,必须仔细告知和解释。必须严格遵守治疗方案以防止耐药性,必须向患者充分解释依法韦仑的剂量滴定表及中枢神经系统不良反应。为尽量减少耐药性,请在开始使用本类药物时向患者进行充分解释。

蛋白酶抑制剂

药物：阿扎那韦(ATV)、达芦那韦(DRV)、利托那韦（增强剂量）、夫沙那韦（FPV）、沙奎那韦(SQV)、茚地那韦(IDV)、奈非那韦(NFV)、替拉那韦(TPV)、利托那韦(最大剂量：RTV)

复方制剂：达芦那韦/可比司他(DRV/c，Prezcobix)、阿扎那韦/可比司他(ATV/c，Evotaz)、洛普那韦/利托那韦(LPV/r，Kaletra)

蛋白酶抑制剂(PI)的引入是抗反转录病毒治疗的一个重要进展。PI联合治疗是"高活性抗反转录病毒疗法"(HAART)时代的开端，对延长HIV感染者的寿命有重要影响(注意，"HAART"这个词已经不常用)。PI现在正进入第三代，药效更强而急性毒性更少；然而，长期毒性正在引起人们的关注。一项关键的进展是引入了"增强"作用，使用抗反转录病毒利托那韦或改善药代动力学参数的可比司他表现出的(通常有害的)药物代谢酶的强抑制性来提高其他PI的血清浓度和半衰期。目前，"增强"基本上是所有 PI 的常规方案:患者或是额外服用低剂量利托那韦(通常表示为"/r",如在 ATV/r 中),或是服用联合制剂可比司他(表示为"/c",如在 ATV/c 中)或利托那韦(与 LPV/r 一起)。

作用机制

当被 HIV 感染细胞使用细胞的核糖体合成自己的蛋白质时,其中一些被创建在长链中,这些链需要被切割成一些片段才能正常工作。蛋白酶抑制剂选择性地抑制相应病毒酶(HIV 蛋白酶)。我们不妨把蛋白酶看作一把剪刀,从一张纸板上剪出预制的形状,而拿开剪刀(蛋白酶抑制剂)后的其他部分则像一张纸。

抗菌谱

目前临床仅用于 HIV。治疗丙型肝炎病毒(HCV)的蛋白酶抑制剂是不同的药物,对 HIV 没有活性,反之亦然。

不良反应

心血管:对于长期存活的 HIV 患者,其心脏病或脑卒中发作被视为抗反转录病毒治疗可能成功的标志,特别是 PI。然而,心血管不良反应的可能性现在被认为是一个实质性的问题。PI 似乎与传统的心血管危险因素相互作用,增加心肌梗死和脑卒中的风险,超出延长寿命的预期。与其他 PI 相比,阿扎那韦和达芦那韦增加心肌梗死和脑卒中的风险有所降低。生活方式管理是预防所有心血管风险的关键(饮食、运动、药物)。

胃肠道:所有 PI 的胃肠道反应相当严重(恶心、呕吐、腹泻),药物与食物同服可能会减轻症状。许多患者发现,随着时间的推移,这种效果更能耐受。严重的病例可能需要服用止痛药或止泻药。

肝毒性:肝毒性存在于所有的 PI,从无症状转氨酶升高到临床肝炎。"增强"的替拉那韦方案的风险可能是最高的。

代谢:PI 增加心血管风险的一种途径是对血脂水平产生不良影响。PI 还与脂肪重新分布(腹部、胸部和颈部脂肪堆积)有关。

肾毒性:肾脏或输尿管中某些 PI 沉淀引起的肾毒性已有报道。这种毒性在目前很少使用的药物茚地那韦中最为常见,阿扎那韦和夫沙那韦较少见。建议摄入足够的液体进行预防。

■ 注意事项

- 与 NNRTI 和 INSTI 相比,PI 更不容易引起耐药。典型靶酶的几个突变需要高水平的抗药性,因此,以 PI 为基础的方案可能会稍微"容忍"一些不那么严格的依从性,尽管,这可能不是向患者传达的信息。

- PI 药物相互作用构成了巨大的挑战。它们都是常用药物代谢酶的底物,因此可以通过抑制或诱导这些酶的药物来显著增加或降低其浓度。通常,联合使用 P450 底物的其他药物(如他汀类、大环内酯类、苯二氮䓬类)和具有 PI 方案的钙通道阻滞剂,在利托那韦或可比司他的促进下, 会导致这些药物的血药浓度增加。然而,更不可预测的影响可能发生,也许是进一步影响其他途径或混合抑制/诱导,导致血清 P450 底物水平下降(如伏立康唑-利托那韦相互作用)。特别注意:对于使用 PI 的患者,应使用最新的参考资料仔细筛选所有药物的相互作用。

- 利托那韦现在基本上被用作一种药代动力学诱导剂,其剂量比最初批准的 400mg(每天 2 次)剂量低得多。在较高剂量下,其耐受性差,大多数处方或医嘱都可能存在错误,需要进一步确认。

适应证

目前，以达芦那韦为基础的联合方案是治疗初发的 HIV 感染的首选方案之一，以阿扎那韦或洛普那韦为基础的联合方案是一种替代方案。在耐药患者的补救方案中使用了多种 PI。其持久的病毒抑制需要与长期毒性相平衡(特别是心血管方面)，患者应该做好适当改变生活方式的准备。

要点

只有阿扎那韦可以无联合用药而单独使用，建议只对特定患者使用。如果在治疗方案中没有适量的利托那韦或可比司他，那么可能是出了问题。

整合酶抑制剂

药物：多替拉韦(DTG)、拉替拉韦(RAL)

复方制剂：埃替拉韦/可比司他/恩曲他滨/富马酸替诺福韦酯(EVG/c/FTC/TDF，Stribild)、埃替拉韦/可比司他/恩曲他滨/替诺福韦艾拉芬酰胺(EVG/c/FTC/TAF，Genvoya)、多替拉韦/阿巴卡韦/拉米夫定(Triumeq)

整合酶抑制剂(即整合酶链转移抑制剂，缩写为"INSTI")从一种"新型、有前景"的抗反转录病毒药(《简明抗生素手册》的第3版)发展为大多数首选初始治疗方案的核心。其具备极好的耐受性，较少的药物相互作用(除埃替拉韦)，以及"每日1次，每次1片"的便利性(除拉替拉韦)。其新的作用机制也为多次治疗的患者提供了一个新的选择。

作用机制

在 HIV 反转录酶产生了一条病毒 DNA 链之后,一种叫作整合酶的病毒蛋白促进了 HIV 的 DNA 进入宿主细胞的基因组。INSTI 抑制这种酶,防止病毒 DNA 成为宿主细胞酶的一部分,这是 HIV 复制的一个重要步骤。

抗菌谱

目前临床仅应用于 HIV 感染。

不良反应

骨骼肌肉:雷特格韦与肌酸磷酸激酶增加有关。这些病例大多是无症状的;临床上明显的肌炎或横纹肌溶解是罕见的。

肾脏:可比司他抑制肾脏滤过肌酐,导致血清肌酐水平升高而肾小球滤过率下降。注意要从实际的肾功能不全中排除这种"假性"肾功能不全,特别是当患者同时服用替诺福韦时。

■ 注意事项

• 可比司他不是一种抗病毒药物,而是一种"药代动力学增强剂",就像利托那韦一样,用以"提高"其他药物的浓度。事实上,现在埃替拉韦只能与可比司他(和替诺福韦、恩曲他滨)联合使用。因此,联合使用埃替拉韦的药物相互作用与利托那韦增强蛋白酶抑制剂的药物相互作用类似。相反,与许多抗反转录病毒药物相比,拉替拉韦几乎未报道过药物相互作用,这是值得考虑的优势。多替拉韦更接近拉替拉韦药物相互作用谱的最后部分，也许个人移动设备上有检查药物相互作用的工具(无论如何，你应该对所有的抗反转录病毒药物进行检查)。

- INSTI 都具有的非代谢性药物相互作用是，当这些药物与二价和三价阳离子联用时，其吸收减少(与呼吸喹诺酮类和四环素的相互作用类似)。建议将 INSTI 的使用分开，至少在口服含大量铝、钙、铁、镁或锌的制品前 2 小时或口服后 6 小时。

- INSTI 对耐药性的遗传限制相对较低，与基于 PI 的方案相比，其对不完全依从性的"容忍"程度更低。

- 请注意，埃替拉韦可与"旧替诺福韦"(TDF)或"新替诺福韦"(TAF)联用。请确保正确使用！

适应证

如前所述，这些药物由于其许多有利的特性而成为首选的抗反转录病毒药物。

要点

由于耐药的遗传屏障较低，降低 INSTI 水平的药物相互作用，其随着耐药性的发展而面临治疗失败的重大风险。确保与阳离子分离，并且检查药物相互作用！

融合抑制剂

药物：马拉韦罗(MVC)、恩夫韦肽(T20)

其他抗反转录病毒药会影响细胞感染后的 HIV 患者生命周期，但该类药物阻止 HIV 进入细胞(恩夫韦肽)或与细胞膜融合(融合抑制剂马拉韦罗)。

作用机制

HIV 结合和进入细胞的过程涉及病毒蛋白和宿主细胞靶蛋白之间的"握手"。恩夫韦肽与融合的病毒蛋白结合，而马拉韦罗实际上靶向作为病毒共同受体的人蛋白(CCR5)。

抗菌谱

这类药物目前临床上仅用于 HIV 感染。

不良反应

皮肤反应：注射部位反应包括疼痛、红疹、瘙痒和结节形成，基本上发生在所有皮下注射恩夫韦肽的患者中。

肝毒性：根据早期临床试验中接受该药物的健康受试者的病例报告，对于使用马拉韦罗治疗产生的肝毒性进行了黑框警告。在使用马拉韦罗治疗的患者中，这种反应似乎很少见。

■ 注意事项

• 恩夫韦肽皮下注射时，与大量注射部位反应有关；因此，它通常被用于治疗最难以治疗的、多重耐药的病毒株。

• 由于恩夫韦肽只阻断了 HIV 的两个核心受体之一，所以对于主要利用 CXCR4 核心受体进行病毒进入的病毒株来说，它是无效的。因此，在患者开始使用恩夫韦肽之前，必须进行一项向性测试，以确定患者的病毒是否更"偏向"CCR5（在这种情况下，恩夫韦肽可能有效）或 CXCR4（从而排除使用恩夫韦肽）。

• 恩夫韦肽是 P450 药物代谢酶的底物，因此，应根据患者正在服用的其他可能相互作用的药物，给予不同的剂量建议。

适应证

这些药物主要用于既往有其他药物治疗史的患者。

要点

在开始使用马拉韦罗之前，应确定其"向性特征"，即用于确定结合特征（CCR5 或 CXCR4）。

抗病毒干扰素

药物：聚乙二醇干扰素-α2a、聚乙二醇干扰素-α2b、干扰素-α2a、干扰素-α2b

干把素是正常的人类细胞因子，免疫系统通过干扰素在感染时激活细胞，对抗肿瘤细胞，并执行其他功能。外源性干扰素用于治疗多种疾病，如多发性硬化症、癌症、病毒性肝炎。干扰素-α2a 和干扰素-α2b 及其聚乙二醇化剂型均已用于治疗病毒性乙型肝炎和丙型肝炎感染，但目前仅推荐聚乙二醇化剂型。

干扰素具有多种抗乙型肝炎和丙型肝炎病毒的机制。它们具有直接的抗病毒作用，改变细胞分化，抑制细胞生长，激活巨噬细胞，并增加淋巴细胞的细胞毒性。聚乙二醇化的干扰素具有与干扰素分子连接的聚乙二醇(PEG)分子，以通过增加其半衰期来改善药代动力学特性，从而减少给药频率。

抗菌谱

α 干扰素用于治疗由乙型肝炎病毒(HBV)和丙型肝炎病毒

(HCV)引起的感染。

不良反应

干扰素的不良反应很常见,导致用药依从性降低。患者放弃治疗和拒绝使用。流感样症状是最常见的,包括头痛、疲劳、乏力、发热和肌肉疼痛。抑郁症也很常见,而且通常需要药物治疗。有自杀意念的患者不应该服用干扰素。也可能出现焦虑症状。

血液学不良反应在干扰素中也很常见,尤其是血细胞减少症,包括中性粒细胞减少、贫血和血小板减少。在 HCV 感染的治疗中,利巴韦林通常是造成贫血的主要原因。

干扰素可以使失代偿性肝硬化恶化,并且通常不给予此类患者干扰素治疗。

■ 注意事项

• 聚乙二醇化干扰素已取代非聚乙二醇化干扰素治疗病毒性肝炎。相对于非聚乙二醇化干扰素(每周给药 3 次),每周给药一次的聚乙二醇化剂型,可以提高依从性和便利性。与非聚乙二醇化剂型相比,聚乙二醇化剂型的不良反应有所减轻,疗效相似或略优。

• 这些药物的剂量因制剂和适应证的不同而有很大差异,因此在处方或推荐使用时要注意。

• 对于 HCV 感染,两种聚乙二醇化干扰素已被证明是等效的,但它们的剂量不同。聚乙二醇化干扰素–α2a 以固定剂量给药,而聚乙二醇化干扰素–α2b 按重量给药。对于 HBV 感染,只有聚乙二醇化干扰素–α2a 具有 FDA 批准的适应证,尽管聚乙二醇化干扰素–α2b 也有相关研究。

● 干扰素通常会导致或加重抑郁症,因此,在严重抑郁症和有自杀意念的患者中是禁忌的。慢性 HCV 感染的治疗通常不会急于求成,因此,在开始治疗之前,必要时确保患者的抑郁症(必要时用药)得到控制。对于 HBV 感染,其他药物在抑郁症患者中是更好的选择。

适应证

自从新型直接抗丙型肝炎病毒药物问世以来,干扰素的使用已经大大减少。对于慢性 HBV 感染,核苷/核苷酸类似物比聚乙二醇化干扰素更受许多临床医生(和患者)的青睐,因为它们的不良反应更少,使用更广泛,而干扰素使用有限。

要点

注意干扰素治疗期间的许多不良反应,并警惕观察新出现的抑郁症状。

第 39 章

直接作用抗丙型肝炎药

药物：蛋白酶抑制剂：司美匹韦、帕利瑞韦 *、格拉瑞韦 *、博赛泼维、替拉瑞韦 *

NS5A 抑制剂：达卡拉韦、艾尔巴韦 *、雷迪帕韦 *、奥比他韦 *

NS5B(聚合酶)抑制剂：索磷布韦

非核苷聚合酶抑制剂：达塞布韦

复方制剂：帕利瑞韦/奥比他韦/利托那韦、格拉瑞韦/艾尔巴韦、雷迪帕韦/索磷布韦

与 HIV 治疗一样，慢性丙型肝炎感染的治疗经历了一场大"革命"，但前者经历了 30 多年，而后者经历了 5 年多。

2011 年末引入的两种丝氨酸蛋白酶抑制剂(博赛泼维、替拉瑞韦)预示着这一时代的到来，随着更有效和耐受性更好的药物的开发,它们很快就过时了。与 HIV 治疗一样,使用这些药物的治疗方案通常由具有不同作用机制的多种药物组成。

与 HIV 治疗方案相比,这些抗 HCV 治疗的治疗持续时间在大多数患者中仅为 3~4 个月,治愈率为 80%~100%。与之前的利巴韦林联合干扰素治疗丙型肝炎的方案相比,新药的耐受性更好。这场治疗革命的代价是新药实际的价格昂贵。目前,这些药物的价格可能是每天 1000 欧元左右。如果你刚从本书中了解这些药物,那么,你可能不是给患者处方此类药物的决定者!但是,参与这些患者治疗的每个人都在确保用药依从性、筛选药物相互作用,以及监测潜在的不良反应方面发挥着重要作用。

作用机制

与利巴韦林一样,这些药物被认为是直接作用的抗病毒药(DAA),以区别于干扰素的间接抗 HCV 作用。该类药物的作用机制多种多样:有些抑制蛋白酶,有些作用于 RNA 聚合酶 NS5B 蛋白("NS"代表"非结构"),而在 NS5A 抑制剂的情况下,其作用机制尚不十分明确。根据最新的 HIV 治疗模式,大多数药物是以固定组合的形式配制复方制剂,减少了选择具有不同机制的药物的需要。

抗菌谱

至少有 6 种 HCV 基因型可引起人类感染,DAA 对每种病毒的活性不同,基因型-1(包含 1a 和 1b 两种亚型)在美国最为普遍,因此,目前的每一种基因型都有针对这些病毒的活性。蛋白酶抑制剂对基因型-1 有较强的活性,而司美匹韦和帕利瑞韦对其他基因型的活性有限。NS5A 和 NS5B 抑制剂具有广谱的抗丙型肝炎病毒(HCV)基因型活性。请注意,利托那韦与奥比他韦和帕利瑞韦配方使用时作为药代动力学增强剂,而无任何抗HCV活性。

不良反应

除其有效性外,这些药物相对于利巴韦林和干扰素的耐受性显著增加使其迅速成为所选方案。大多数药物耐受性良好,通常是轻度不良反应,如恶心、呕吐和疲劳。

司美匹韦与光敏性相关,因此患者在服用该药物时应限制阳光照射和(或)涂防晒霜。胆红素水平升高常见,但似乎并没有明显的肝毒性。

索磷布韦很少引起心动过缓,但同时接受胺碘酮治疗的患者中可能出现该症状。

在一些患者中,特别是肝硬化患者,艾尔巴韦/格拉瑞韦和奥比他韦/帕利瑞韦/利托那韦都与肝脏失代偿有关。建议密切监测 ALT,对与肝炎症状相关的无症状升高(如正常参考值上限的10 倍以上)或轻度升高(如黄疸、恶心、呕吐、腹痛),建议中断治疗。

■ 注意事项

• 这些药物具有许多药物相互作用,并且鉴于 HIV–HCV 合并感染的高流行性,与抗反转录病毒药的相互作用是主要问题。通过细胞色素 P450 代谢及与 P–糖蛋白或有机阴离子转运蛋白等转运蛋白的干扰来介导相互作用。网站"HEP Drug Interactions"(http://www.hep-druginteractions.org)是评估 DAA 与多种药物(包括抗反转录病毒药)的药物相互作用的有力工具。

• 对于某些药物,给予食物可能是一个重要的考虑因素:司美匹韦、奥比他韦/帕利瑞韦/利托那韦和达塞布韦与食物一起服用。此外,胃酸的存在对于雷迪帕韦的吸收很重要;因此,接受雷迪帕韦/索磷布韦组合治疗的患者应避免使用抑酸剂或对雷迪帕韦/索磷布韦给药时间的调整。

• 对于某些基因型和患者群体(如肝硬化患者),仍建议在 DAA 方案中加入利巴韦林或聚乙二醇化干扰素。

• 在治疗期间确实出现了对这些药物耐药,并且似乎与根除 HCV 的失败相关。使用达塞布韦、NS5A 抑制剂和司美匹韦,以及其他蛋白酶抑制剂和索磷布韦,出现耐药的遗传屏障最低。对 DAA 耐药的临床意义不如 HIV 抗反转录病毒。因此,建议仅在部分患者 (包括之前使用过 DAA 的患者和一些肝硬化患者) 开始治疗之前检测是否存在耐药突变。

适应证

这些药物用于治疗慢性 HCV 感染患者,治愈率较高。

要点

这些药物是治疗丙型肝炎的一个真正的突破, 但是这些药物价格昂贵(这意味着患者可能只有一次治疗机会),而且也可能存在药物间相互作用,所以患者需要各方面的帮助,以确保从治疗中得到最大获益。

利巴韦林

第 **40** 章

药物:利巴韦林

利巴韦林是一种抗病毒药，对多种不同类型的病毒具有活性，尽管常用于 HCV 和呼吸道合胞病毒(RSV)的初始治疗。在其他丙型肝炎的药物治疗方案中加入利巴韦林可以提高治疗的有效性和毒性。

作用机制

利巴韦林的作用机制尚不完全清楚，但它是鸟苷酸类似物，在细胞内磷酸化为活性形式。从作用机制上讲，它是一种直接作用的抗 HCV 药物，如第 39 章中所述，但通常被认为与这些药物不同。

抗菌谱

虽然利巴韦林具有抗其他病毒的活性，包括流感病毒和腺病毒,但对 HCV 和 RSV 的活性良好。

不良反应

利巴韦林的主要不良反应是溶血性贫血，这与剂量相关，并且可能非常严重。干扰素通常与口服利巴韦林一起用于治疗 HCV,可以加剧该不良反应,因为它们也会引起细胞凋亡。利巴韦林还与疲劳、头痛和失眠有关,尽管很难确定是否为利巴韦林本身、干扰素或联合用药的原因,但在临床治疗过程中应加以注意。

■ 注意事项

- 在治疗 HCV 感染时,必须始终联合使用利巴韦林。作为单药治疗,利巴韦林可迅速导致 HCV 的耐药突变。

- 利巴韦林通常口服给药，但也可以雾化的形式给予肺部 RSV 感染的患者,主要在儿童和免疫功能低下的成人中,尤其是肺移植或造血干细胞移植的患者。通过这种途径给药在技术上是复杂的,因为需要尽量减少利巴韦林(致畸剂)的接触。最近的研究表明,口服利巴韦林可能同样有效,并且许多医学中心正在减少吸入给药，至少在成人中是这样。利巴韦林可导致先天畸形,为妊娠 X 类药物。服用利巴韦林的育龄女性应使用可靠的避孕方法。

- 妊娠期女性一定要避免吸入利巴韦林,如果可能,妊娠期医护人员应避免照顾应用此药的患者。

- 治疗利巴韦林诱导贫血的主要方法是减少剂量。如果贫血症状变得严重或持续,可以给予促红细胞生成素。

适应证

利巴韦林是 HCV 慢性感染联合治疗的一部分。利巴韦林雾化或口服剂型可用于治疗儿童和成人严重的 RSV，主要用于免疫缺陷患者或有严重并发症患者。

要点

在使用利巴韦林治疗期间，必须密切注意血红蛋白浓度。注意可能会发生一定程度的贫血，并准备好采取治疗措施。

乙型肝炎核苷类似物 第**41**章

药物：恩替卡韦、阿德福韦酯、替比夫定

病毒核苷类似物不仅可用于治疗 HIV 感染，而且对 HBV 感染也有很好的疗效。因为 HBV 是 DNA 病毒，对于感染 HIV 和 HBV 两种病毒的患者来说有明显的获益。这些药物易于服用，改变了 HBV 的治疗方式，提供了一种无干扰素的方案，延长了时间，并且耐受性很好。一些 HIV 核苷酸反转录酶抑制剂也用于治疗 HBV，并且替诺福韦是两种疾病首选药物。

作用机制

核苷类似物通过取代病毒 DNA 延长链中的核苷酸来抑制病毒 DNA 聚合酶的作用，从而导致病毒 DNA 株的早期终止。

抗菌谱

这些药物对 HBV 和 HIV 是有效的，虽然其不主要用于 HIV

感染。

不良反应

大多数患者对这些药物都有很好的耐受性，不良反应发生率较低。疲劳和肌酐磷酸激酶升高可能发生，尽管后者可能与 HBV 本身有关。乳酸酸中毒并不常见。

■ 注意事项

- 这些药物都有一定的抗 HIV 活性，但治疗 HIV 感染所需的剂量高于 HBV 剂量。在 HIV/HBV 合并感染患者中，以较低的 HBV 剂量使用这些药物可以筛选对核苷酸反转录酶抑制剂具有耐药的突变病毒，应该避免这种情况。已知 HBV 患者在接受其中一种药物治疗前应进行 HIV 检测。
- 无论何时使用对 HIV 和 HBV 都有效的药物，如拉米夫定或替诺福韦（两种 NRTI），都应在较高的抗 HIV 剂量下使用。

适应证

与替诺福韦一样，这些药物是慢性 HBV 感染的首选药物，不能治愈感染，但可抑制进展。

要点

在使用其中一种药物治疗 HBV 之前，一定要确保患者没有感染 HIV。

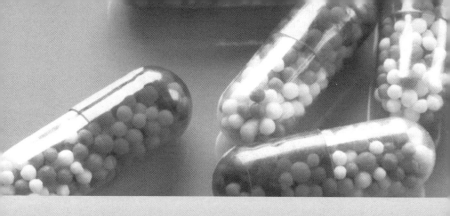

第 **6** 部分

抗寄生虫药

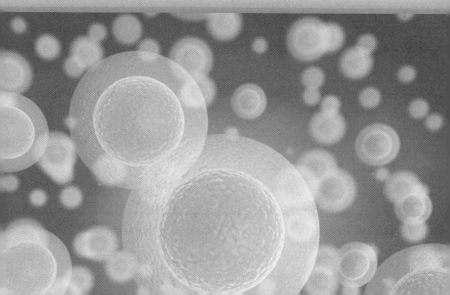

抗寄生虫药

第 **42** 章

■ 抗寄生虫药简介

根据不同的地理位置、工业化/卫生和免疫情况,寄生虫病对人体可能产生不同影响。寄生虫相关的发病率和死亡率的情况取决于寄生虫负担、预先存在的免疫和患者的共病情况。我们重点关注的是主要影响工业化国家居民的寄生虫病。引起人类疾病的寄生虫可大致分为两大类:单细胞原生动物和多细胞蠕虫。原生动物有许多亚类,但主要是肠道外病原体。蠕虫又分为线虫(蛔虫)、吸虫和绦虫。表42–1给出了每一组常见病原体的示例,以及治疗中使用的一些药物。有两种微生物虽然严格来说不是寄生虫,但也易受抗寄生虫药影响,即卡氏肺孢子菌(严格来说是真菌)和疥螨(严格来说是蛛形纲动物)。

抗寄生虫药从最常规的抗生素(甲硝唑、多西环素)到日常治疗中不常用的氯喹、喷他脒,再到美国疾病控制与预防中心(CDC)引进的外来制剂(乙胺嗪,葡萄糖酸锑钠)。本章重点讨论常规治疗中的常用药物,更多抗生素的细节请参考本书其他相应章节,外来制剂我们只作为兴趣了解。

表 42-1　常见寄生虫病原体与常用抗寄生虫药的分类

分组	亚组	举例	抗寄生虫药
原生动物	肠外	疟原虫 (疟疾)	喹啉类 *
			多西环素
		弓形虫	克林霉素
			阿托伐醌/氯胍 *
			青蒿素
			乙胺嘧啶/磺胺嘧啶
			TMP/SMX
		锥虫	喷他脒 *
	肠内	内阿米巴属	甲硝唑
		贾第虫属	替硝唑
		隐孢子虫	巴龙霉素
蠕虫	线虫	蛔虫	阿苯达唑 *
		类圆线虫	伊维菌素 *
			吡喹酮
			阿苯达唑 *
			吡喹酮
	吸虫	血吸虫	
	绦虫	棘球绦虫	
其他生物	真菌	肺孢子虫	TMP/SMX
			克林霉素/伯氨喹 *
			阿托伐醌 *
			喷他脒 *
	体外寄生虫	疥疮 (疥螨)	伊维菌素 *

* 标示的抗寄生虫药将在第 6 部分进行介绍。

喹啉类

第 **43** 章

药物：氯喹、甲氟喹、奎尼丁、奎宁、伯氨喹、氨二喹、羟氯喹

　　喹啉类药物是最古老的抗疟药物，据记载，金鸡纳树的树皮（从秘鲁进口）用于治疗17世纪的欧洲疟疾热。其主要成分是奎宁，奎宁是第一种被广泛使用的抗疟药物。尽管疟疾已不再是大多数工业化国家的多发病，但被认为是回国旅客，尤其是从疟疾流行地区回国旅客最主要的发热原因。根据疟原虫的种类和地理区域，喹啉类药物的活性存在重要差异。在治疗疑似疟疾时，建议参考所在区域最新的国家治疗指南。

作用机制

　　喹啉类药物对寄生虫的作用机制尚不完全清楚。氯喹、奎宁和奎尼丁可能会干扰疟原虫对血红蛋白代谢产物进行解毒的能力。伯氨喹可能会影响寄生虫的线粒体功能。

抗菌谱

原生动物(活动性因地区而异):恶性疟原虫、三日疟原虫、卵形疟原虫、间日疟原虫。

类似寄生虫(但理论上是真菌):卡氏肺孢子菌(伯氨喹)。

不良反应

心血管系统:喹啉类药物可引起剂量依赖性的心血管毒性,包括 QT 间期延长、低血压和可能致命的室性心律失常。氯喹是ⅠA 类抗心律失常的药物,也被广泛用于治疗某些心律失常(然而就像许多抗心律失常药一样,氯喹也可以导致心律失常)。奎尼丁静脉给药对心血管的不良反应最可能发生,奎宁、甲氟喹和氯喹不常见,伯氨喹罕见。

血液系统:伯氨喹能使葡萄糖-6-磷酸脱氢酶(G6PD)缺乏的患者发生溶血,在使用前需要对葡萄糖-6-磷酸脱氢酶进行检测。

代谢:奎尼丁和奎宁可能会因刺激胰岛素释放而引起严重低血糖。

精神系统:甲氟喹可引起一系列精神紊乱,包括失眠、多梦、情绪波动到抑郁、精神错乱和自杀等精神障碍。尽管大部分患者耐受性较好,但有精神病史(包括抑郁症)的患者应该避免服用甲氟喹。

全身系统:接受治疗剂量奎宁的患者常见"金鸡纳反应"(包括耳鸣、头痛、恶心和视力障碍)。由于不良反应不耐受可能导致治疗中断,但在停药后症状会消退。

■ 注意事项

● 在美国,奎尼丁是唯一可以静脉注射的喹啉类药物,其可用于联合治疗严重疟疾。治疗期间需要进行监测,包括血压和心电图(ECG)及血糖。对于严重的疟疾患者肾功能不全时,需要调整奎宁的剂量。

● 与其他抗疟药物不同, 伯氨喹对于可能在肝脏中处于休眠状态并引起复发性感染的间日疟原虫和卵形疟原虫有作用。因此,当证实感染这些寄生虫时可以增加 2 周的伯氨喹治疗。

适应证

氯喹:在氯喹敏感地区(仅少数地区),用于对无并发症疟疾的治疗和对这些地区旅行者的疟疾预防。

甲氟喹:在甲氟喹敏感地区(世界上大部分地区,除东南亚地区),用于对无并发症疟疾的治疗和对这些地区旅行者的疟疾预防。

奎宁/奎尼丁:对严重疟疾,可以联合奎尼丁与多西环素、四环素或克林霉素,预防则不采取此方案。

伯氨喹: 与其他药物联合治疗由间日疟原虫或卵形疟原虫引起的无并发症疟疾,预防旅行者出现的以间日疟原虫为主的疟疾,可以联合克林霉素治疗轻至中度疟疾引起的肺炎。

要点

与细菌感染一样, 微生物耐药性的进展使得治疗和预防疟疾变得困难。由于大多数临床医生很少处理疟疾,因此,有必要仔细阅读国家指南以确保为患者提供用最合适的治疗方案。美国疾病预防控制中心甚至还提供疟疾热线来帮助临床医生处理病例。

阿托伐醌

第 44 章

药物:阿托伐醌、阿托伐醌/氯胍

阿托伐醌是一种具有抗多种重要病原虫活性的抗寄生虫药。当与药物氯胍联合使用时,其对抗疟疾寄生虫的活性增强[复方制剂为马拉隆(Malarone)]。阿托伐醌比其他药物更容易耐受,但受限于缺乏静脉给药剂型(对于严重疾病),成本高,效果稍差(治疗肺孢子菌病)。

作用机制

阿托伐醌可能阻断寄生虫线粒体中的电子传递。

抗菌谱

类似寄生虫(但理论上是真菌):卡氏肺孢子菌。
原生动物:疟原虫种、弓形虫和巴贝虫。

不良反应

阿托伐醌和阿托伐醌/氯胍均耐受性良好。最常见的不良反应是胃肠道反应(恶心/呕吐、腹泻、腹痛)。

■ 注意事项

• 阿托伐醌为混悬剂,而阿托伐醌/氯胍为片剂。生物利用度都很低,但同时服用高脂肪膳食时,生物利用度将大大提高。两种药物都应与食物同服。

• 已有临床试验证明,阿托伐醌可用于治疗不能耐受 TMP/SMX 的轻度至中度肺孢子菌肺炎,阿托伐醌与对照药(氨苯砜或喷他脒)相比效果略差,但耐受性更好,治愈率相似。阿托伐醌不应用于重度肺孢子菌肺炎或胃肠道吸收不良患者。

• 除了成本之外,阿托伐醌/氯胍是预防旅行疟疾的良药。它是非常有效的,耐受性良好,对耐氯喹的疟原虫有效,并且只需要在前往疟疾流行地区旅行前 1~2 天开始使用,旅行期间及返回后服用 7 天。许多其他用于疟疾预防的药物需要在旅行前 2 周开始服药,返回后继续服用 4 周。

适应证

阿托伐醌:治疗轻度至中度肺孢子菌肺炎,以及对不耐受一线治疗方案的肺孢子菌的预防。

阿托伐醌/氯胍:治疗无并发症的疟疾与预防疟疾。

要点

　　确保患者将阿托伐醌和食物同服(或者至少是一杯牛奶送服);与空腹服药相比,阿托伐醌与食物同服时的生物利用度增加约 5 倍。

苯并咪唑类

第 45 章

药物:阿苯达唑、甲苯达唑、噻苯达唑

这些药物主要用于治疗由蠕虫引起的感染,从儿童常见的蛲虫到导致脑部大量囊性病变的病原体。大多数肠道蠕虫感染一次用药即可治愈。对于组织浸润性疾病,必须延长疗程。请注意,在美国,将不再使用甲苯达唑和噻苯达唑。

作用机制

苯并咪唑类药物干扰维持寄生虫细胞结构的微管的延长,从而破坏其生长和分裂。

抗菌谱

线虫(蛔虫):烟蛔虫(蛔虫)、蛲虫,美洲钩虫(钩虫)、粪类圆线虫(蛲虫)。

绦虫:棘球绦虫(肝脓肿)、猪肉绦虫(神经囊虫病)。

236

不良反应

阿苯达唑具有很好的耐受性，尤其是作为单次给药治疗肠内寄生虫感染。其多次给药，主要是胃肠道不良反应，肝毒性和中性粒细胞减少很少报道。噻苯达唑毒性最强，可引起中枢神经系统的不良反应。这些药物一般在妊娠期避免使用，虽然一些数据表明它们在妊娠早期以后可能是安全的。

■ 注意事项

- 尽管资料有限，这些药物可能是细胞色素 P450 系统的底物。因此，与药物代谢酶强诱导剂(如苯妥英和利福平)共同使用时可降低血药浓度。阿苯达唑口服吸收有限，通常不用于肠道线虫感染的治疗，因此很少关注药物相互作用。然而，在治疗全身感染时，应谨慎使用酶诱导剂，避免达不到治疗浓度而影响治疗。

适应证

单次给药治疗大多数肠道线虫感染，也可作为类圆线虫感染的替代治疗，以及侵袭性肠球菌或绦虫感染的治疗。

要点

对于某些寄生虫感染，药物杀灭寄生虫后，死亡的寄生虫可释放出能引起过敏反应的抗原，有时给予皮质类固醇以减轻这种影响。使用抗寄生虫药治疗侵袭性感染之前须明确药物的适应证。

喷他脒

第 46 章

药物：喷他脒

喷他脒是甲氧苄啶/磺胺甲噁唑(TMP/SMX)治疗 HIV 患者肺孢子菌肺炎的主要替代物,喷他脒具有毒性,因此要熟悉其多种不良反应。其可以通过静脉或吸入给药,根据适应证选择不同给药途径。

作用机制

喷他脒通过结合和破坏转运 RNA 的功能,从而抑制蛋白质合成。

抗菌谱

类似寄生虫(但理论上是真菌)：卡氏肺孢子菌。
原生动物:锥虫、利什曼原虫。

不良反应(静脉输注)

心血管:快速输注喷他脒可能会引发低血压,药物至少要输注 1 个小时;也有报道 QT 间期延长伴室性心律失常的病例。

代谢:喷他脒有胰腺毒性,有高达 25% 患者发生血糖代谢异常。这种毒性最初可能表现为低血糖,因为喷他脒引起的胰腺损伤导致胰岛细胞释放胰岛素。随后,胰腺持续损伤,导致胰岛功能下降,伴有低胰岛素血症和高血糖。持续使用喷他脒可能会导致不可逆的损伤,使患者患糖尿病。其他并发症(如胰腺炎)也可能发生。

肾脏:喷他脒最常见的不良反应是肾毒性,虽然一般停药后可逆转。电解质紊乱(包括低钾血症和低钙血症)也可能发生。

呼吸道:喷他脒吸入给药可引起支气管收缩,尤其是哮喘患者。使用吸入支气管扩张剂预处理可以减轻这种影响。

■ 注意事项

• 在喷他脒治疗肺孢子菌肺炎的临床试验中,喷他脒似乎与甲氧苄啶/磺胺甲噁唑疗效相当,然而,只有 50% 的患者在不停药或不减量的情况下耐受喷他脒静脉输注的全疗程。注意监测(心电图、生化指标)和支持性护理干预(电解质、葡萄糖或胰岛素)很有必要。此外,建议肾功能不全患者调整剂量。

• 每月 1 次吸入用喷他脒作为肺孢子虫肺炎预防治疗的二线用药,然而与甲氧苄啶/磺胺甲噁唑的预防不同,在吸入喷他脒的患者中已经报告了肺外肺孢子菌感染的病例。吸入喷他脒和 TMP/SMX 一样不可治疗细菌性肺炎和弓形虫病。

适应证

　　静脉注射喷他脒可用于治疗重症肺孢子菌肺炎,吸入喷他脒则作为预防肺孢子菌肺炎的替代药物。静脉注射喷他脒作为治疗利什曼病和锥虫病的替代药物。

要点

　　密切注意喷他脒和其他药物联用可能毒性增加。接受喷他脒治疗的患者通常病情严重,可能同时使用如胰岛素、呋塞米、氨基糖苷和抗心律失常药,可能会加重喷他脒的各种不良反应。

伊维菌素

第 47 章

药物:伊维菌素

如果你在医疗机构工作, 在工作中可能至少每年会遇到 1例疥疮的病例。虽然疥疮经常用氯菊酯乳膏治疗,但是患者 或医生无法或不愿使用乳膏的情况下可口服伊维菌素。伊维 菌素还可以用于具有高度传染性的 "挪威疥疮"(即痂皮性疥 疮)的患者。除疥疮外,伊维菌素还可以有效治疗几种热带地 区的流行病,如河盲症、类圆线虫病和皮肤幼虫移行症的病原 体,后两种疾病在美国很少发生。其也可以用于治疗类圆线虫 高度感染综合征, 这种疾病逐渐被认为是免疫功能低下患者 严重危及生命的疾病。

作用机制

伊维菌素与寄生虫神经肌肉接头结合, 导致寄生虫肌肉麻 痹,从而引起寄生虫死亡或因饥饿而死。

抗菌谱

体外寄生虫:疥螨、体虱(虱子)。

线虫(蛔虫):盘尾丝虫(河盲症)、粪类圆线虫(类圆线虫病)、巴西钩虫(皮肤幼虫移行症),以及其他线虫。

不良反应

在治疗疥疮方面,伊维菌素具有良好的耐受性。有报道伊维菌素用于流行地区的线虫病治疗出现严重的不良反应,包括发热、肌肉疼痛、低血压等,这些反应被认为是宿主对被杀死的寄生虫释放的抗原的免疫应答的结果。严重感染者不良反应更明显,一般在药物治疗后可好转。

■ 注意事项

• 伊维菌素与治疗犬心丝虫的药物相同, 这也是一个令人感动的故事:在证明伊维菌素每年一次给药可有效治疗河盲症后,默克制药公司向河盲症患者免费提供伊维菌素。迄今为止已经提供了2亿次免费治疗,避免了超过50万例的失明病例。

适应证

伊维菌素可替代氯菊酯治疗疥疮局部感染,局部治疗头虱或体虱感染,以及钩虫感染。它也是由类圆线虫或盘尾丝虫引起的感染的可选药物。

要点

对于体外寄生虫(疥或虱类)感染的治疗,伊维菌素应该给予 2 份剂量,约间隔 1 周。单剂量会增加复发的风险。

正常人体定植菌（部分）

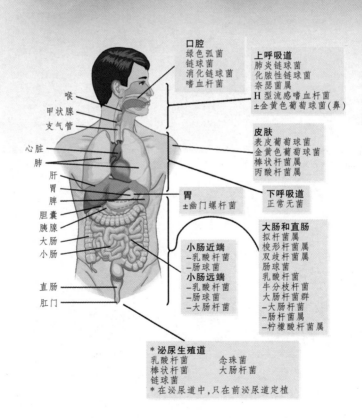

口腔
绿色弧菌
链球菌
消化链球菌
嗜血杆菌

喉
甲状腺
支气管
心脏
肺
肝
胃
脾
胆囊
胰腺
大肠
小肠
直肠
肛门

上呼吸道
肺炎链球菌
化脓性链球菌
奈瑟菌属
H 型流感嗜血杆菌
±金黄色葡萄球菌(鼻)

皮肤
表皮葡萄球菌
金黄色葡萄球菌
棒状杆菌属
丙酸杆菌属

下呼吸道
正常无菌

胃
±幽门螺杆菌

小肠近端
−乳酸杆菌
−肠球菌

小肠远端
−乳酸杆菌
−肠球菌
−大肠杆菌

大肠和直肠
拟杆菌属
梭形杆菌属
双歧杆菌属
肠球菌
乳酸杆菌
牛分枝杆菌
大肠杆菌群
−大肠杆菌
−肠杆菌属
−柠檬酸杆菌属

***泌尿生殖道**
乳酸杆菌　　　念珠菌
棒状杆菌　　　大肠杆菌
链球菌
*在泌尿道中，只在前泌尿道定植

抗菌谱

抗菌谱的注释

抗菌谱通常被理解为"这种药物能否覆盖这种病菌"。这种观点是被过分简化的，意识到这一点非常重要。更准确的描述是，"针对这位患者，我所关注的病原菌在体外对这种抗生素敏感的概率是多少"。这个关键部分是"概率"和"这位患者"。某些抗生素总是对一些病原体有活性(如青霉素和化脓链球菌)，相当多的抗生素在安全浓度范围对某些病原体无活性(如万古霉素和大肠杆菌)。但更常见的是病原体不同分离株的敏感性差异，这种差异本身也是变化的。例如，表1描述了3家医院——大型医学中心、创伤医院和地方儿童医院(所有医院都位于同一城市)大肠杆菌对环丙沙星的敏感性(基于实际数据，但改变医疗机构的名称)。

变异性的一个关键方面是"时间"，可以看到，在1998年环丙沙星对于在大型医疗中心住院患者中分离的大肠杆菌具有很高的抗菌活性。在接下来的10年，其活性大幅降低。所以在阅读文献时对于抗菌谱要保持"时效性"的视角是重要的;遗憾的是，

表1　3家医院大肠杆菌对于环丙沙星的敏感性

抗菌药物	病原体	时间	机构	敏感性(%)
环丙沙星	大肠杆菌	1998	大型医疗中心(成人)	96.3
环丙沙星	大肠杆菌	2008	大型医疗中心(成人)	58.0
环丙沙星	大肠杆菌	2008	创伤医院	85.0
环丙沙星	大肠杆菌	2008	地方儿童医院	94.0

敏感性的总体趋势在降低。变异性的另一个方面是"地点"。创伤医院位于大型医疗中心所在城镇的另一边，但那里的患者对环丙沙星更敏感。敏感性在不同的国家、州、地区，甚至在同一个城市的3家机构，都可以有大的地域性变化。在这个例子中，变异性最后考虑的，也最相关的是"对象人群"，环丙沙星对地方儿童医院的大肠杆菌患者的良好活性说明了这一点。地方儿童医院坐落在大型医疗中心旁，所以这不是地域本身的问题。这些患者不太可能暴露于氟喹诺酮类原料药，因此他们之间不太可能出现和传播耐药菌。所以对于"这个城市内环丙沙星能否覆盖大肠杆菌"的最好答案是，你要考虑是何时收集的数据，患者在哪里感染，以及患者是谁(根据耐药的风险因素)。

　　注意，没有人可以在大脑内掌握所有不同药物-病原体的不同敏感性，所以掌握敏感性的一般模式是第一步。表2和表3代表了经验性治疗中通常(大部分地区和患者群体的平均水平)在临床上有效(不只是体外良好)的细菌和真菌抗菌谱。

表 2　经验性选择抗生素临床有效的抗菌谱

	MSSA	MRSA	链球菌	肠球菌	GNR	铜绿假单胞菌	厌氧菌*	非典型病原菌*
青霉素 G			++	+				
氨苄西林			++	++				
氨苄西林/舒巴坦	++		++	++	+		++	
哌拉西林/他唑巴坦	++		++	++	++	++	++	
头孢唑啉	++		++		+			
头孢呋辛	+		+		++			
头孢替坦	+		+		++		+	
头孢曲松	+		++		++			
头孢他啶					++	++		
头孢吡肟	+		++		++	++		
头孢洛林	++	++	++		++			
氨曲南	++				++	++		
亚胺培南/美罗培南/多尼培南	++		++	+	++	++	++	

（待续）

表2(续)

	MSSA	MRSA	链球菌	肠球菌	GNR	铜绿假单胞菌	厌氧菌*	非典型病原菌*
厄他培南	++		++		++		++	
庆大霉素/妥布霉素	(协同↑)		(协同↑)	(协同↑)	++	++		
环丙沙星	+/–				++	+		++
左氧氟沙星	++	+/–	++	+/–	++	+		++
莫西沙星	++	++	++	+/–	++		+	++
多西环素	+	+	+	+/–	+			++
替加环素	++	++	++	++	++		++	++
克林霉素	++	+	++				+	
万古霉素	++	++	+	++				
阿奇霉素	+/–		+		+		++	++
甲硝唑							++	
泰利霉素	+				+			++
达托霉素	++	++	++	++				
利奈唑胺	++	++	++	++				

（待续）

表 2(续)

	MSSA	MRSA	链球菌	肠球菌	GNR	铜绿假单胞菌	厌氧菌*	非典型病原菌
奎奴普丁/达福普汀	++	++	++	++				
呋喃妥因		+	+	+	+			
磷霉素		+	+	+	++	+		
甲氧苄啶/磺胺甲噁唑	++	+	+/-		+			

注:MSSA,甲氧西林敏感金黄色葡萄球菌;MRSA,耐甲氧西林金黄色葡萄球菌;GNR,需氧革兰阴性杆菌(一般不包括铜绿假单胞菌)。

注释:++,活性强;+,有活性;+/-,活性不确定。

* 在该表中厌氧菌包括除艰难梭状芽孢杆菌以外的胃肠道厌氧菌,该表中对厌氧菌活性强的抗生素只有万古霉素和甲硝唑。

† 氨基糖苷类与作用于细菌细胞壁的抗生素同时使用时,对革兰阳性球菌具有协同增效作用(如 β-内酰胺类和万古霉素)。

表3　经验性选择抗真菌药临床有效的抗菌谱

	白念珠菌,近平滑念珠菌,热带念珠菌	光滑念珠菌	克柔念珠菌	隐球菌	曲霉菌	毛霉菌
氟康唑	++	+/-		++		
伊曲康唑	++	+/-	+/-	++	+	
伏立康唑	++	+	+	++	++	
泊沙康唑/艾沙康唑	++	+	+	++	++	+
两性霉素	++	+	++	++	++	++
阿尼芬净/卡泊芬净/米卡芬净	++	++	++		+	

注释:++,活性强;+,有活性;+/-,活性不确定。

常见感染性疾病的经验性治疗方案

附录 3

感染	常见致病菌	患者/感染因素	起始经验性治疗选择
社区获得性肺炎	肺炎链球菌、流感嗜血杆菌、肺炎支原体、肺炎衣原体、嗜肺军团菌	门诊患者,健康且近期无抗生素暴露	多西环素、阿奇霉素、克拉霉素
		门诊患者,有合并症和(或)近期抗生素暴露	阿莫西林、阿莫西林/克拉维酸、头孢呋辛联合阿奇霉素、克拉霉素或左氧氟沙星、莫西沙星、吉米沙星
		住院患者,无须入住ICU	头孢曲松、头孢噻肟、氨苄西林/厄他培南联合阿奇霉素、克拉霉素、多西环素或左氧氟沙星、莫西沙星
		住院患者,须入住ICU	头孢曲松、头孢噻肟、氨苄西林/舒巴坦联合阿奇霉素、左氧氟沙星、莫西沙星

(待续)

感染	常见致病菌	患者/感染因素	起始经验性治疗选择
医院获得性肺炎	肺炎链球菌、流感嗜血杆菌、MSSA、大肠杆菌、肺炎克雷伯菌	早发（住院5天之内）且近期无抗生素暴露	头孢曲松、氨苄西林/舒巴坦、厄他培南、左氧氟沙星、莫西沙星
	同上，还包括MRSA、肠杆菌属、变形杆菌属、沙雷菌属、铜绿假单胞菌	晚发（住院5天之后）和（或）近期抗生素暴露	头孢吡肟、头孢他啶、亚胺培南、美罗培南、哌拉西林/他唑巴坦、氨曲南、环丙沙星、左氧氟沙星、庆大霉素、妥布霉素、阿米卡星 联合万古霉素、利奈唑胺 同时联合
中耳炎	病毒、肺炎链球菌、流感嗜血杆菌、卡他莫拉菌	轻至中度耳痛伴体温≤39℃	阿莫西林、头孢呋辛、头孢泊肟、阿奇霉素
		重度耳痛和（或）体温≥39℃	阿莫西林/克拉维酸、头孢曲松
咽炎	病毒、化脓链球菌	确诊或高风险的化脓链球菌感染	青霉素VK、头孢氨苄、阿奇霉素

（待续）

感染	常见致病菌	患者感染因素	起始经验性治疗选择
尿路感染	大肠杆菌、变形杆菌属、肺炎克雷伯菌、腐生葡萄球菌、肠球菌属	健康女性的社区获得的非复杂性下尿路感染,<50岁	甲氧苄啶/磺胺甲噁唑、呋喃妥因、磷霉素、环丙沙星、左氧氟沙星
	同上,还包括肠杆菌属、铜绿假单胞菌	社区获得复杂性尿路感染或肾盂肾炎	环丙沙星、左氧氟沙星、头孢曲松、厄他培南
		医院获得复杂性尿路感染或肾盂肾炎	头孢他啶、哌拉西林/他唑巴坦、头孢吡肟、美罗培南、亚胺培南
皮肤/软组织感染	化脓链球菌、金黄色葡萄球菌	MRSA 低风险	头孢唑林、萘夫西林、头孢氨苄、双氯西林、克林霉素
		MRSA 高风险	万古霉素、利奈唑胺、双氯西林、或头孢洛林
	同上,还包括大肠杆菌、变形杆菌属、脆弱拟杆菌、肺炎克雷伯菌、铜绿假单胞菌、肠球菌属	中至重度糖尿病足感染	联合多西环素、甲氧苄啶/磺胺甲噁唑、氨苄西林/舒巴坦、厄他培南、头孢曲松、或左氧氟沙星、环丙沙星、联合克林霉素、或头孢唑林、氨苄西林、万古霉素、以上方案联合或不联合万古霉素

（待续）

感染	常见致病菌	患者/感染因素	起始经验性治疗选择
腹腔内感染	大肠杆菌、变形杆菌属、肺炎克雷伯菌、脆弱拟杆菌、肠球菌属、草绿色链球菌	社区获得，轻至中度	厄他培南、莫西沙星、替加环素 或头孢唑林、头孢曲松、左氧氟沙星、环丙沙星 联合甲硝唑
	同上，还包括铜绿假单胞菌、肠杆菌属、沙雷菌属	社区获得，重度高风险患者 或院内感染（任何程度/患者）	哌拉西林/他唑巴坦、美罗培南、亚胺培南 或头孢他啶、头孢吡肟 联合甲硝唑 以上方案联合或不联合万古霉素
社区获得性脑膜炎	肺炎链球菌、脑膜炎球菌	无论健康与否，2~50岁	头孢曲松 联合万古霉素
		>50岁或免疫受损者	头孢曲松 联合万古霉素
	同上，还包括单核细胞性李斯特菌		联合氨苄西林

（待续）

感染	常见致病菌	患者/感染因素	起始经验性治疗选择
医疗相关性感染性腹泻	艰难梭菌	轻至中度感染	甲硝唑(口服)
		重度感染	万古霉素(口服)、非达霉素
		重度,复杂感染(如肠梗阻)	万古霉素(口服)联合静脉注射甲硝唑
社区获得性感染性腹泻	志贺菌、沙门菌、大肠杆菌、弯曲杆菌、艰难梭菌(少见)	同上	如需要抗感染治疗可选择氟喹诺酮、甲氧苄啶/磺胺甲噁唑

索 引